Markus Treichler

Wachen Träumen Schlafen

Markus Treichler

Wachen Träumen Schlafen

Variationen des Bewusstseins –
Störungen und Behandlungsmöglichkeiten

INFO3 VERLAG

Markus Treichler
Wachen Träumen Schlafen
Variationen des Bewusstseins –
Störungen und Behandlungsmöglichkeiten

ISBN 978-3-95779-229-7
Schlanke Reihe Band 13

Erste Auflage 2025

Satz: Ulrich Schmid, de·te·pe, Aalen
Cover: Frank Schubert
Abbildung: Henri Matisse „Interior a Nice“
Druck: Jelgavas Tipogrāfija, Jelgava, Lettland

Info3 Verlag
Kirchgartenstraße 1, 60439 Frankfurt am Main
Tel. 069 58 46 47, E-Mail: vertrieb@info3.de
www.info3.de

Inhalt

1.
Was ist Bewusstsein?

> „In allem Bewusstsein ist etwas, dessen man sich bewusst ist, und das nicht das Bewusstsein selbst ist."
>
> J.G. Fichte (1762–1814)

Was ist Bewusstsein? Wenn wir aufmerksam sind, erleben wir es täglich: morgens beim Aufwachen, wenn wir *zu uns kommen*, kommen wir zu Bewusstsein; das heißt, wir öffnen die Augen, nehmen die Welt um uns wahr, erkennen, wo wir sind, wir spüren unseren Körper, unser Befinden, ob frisch oder noch verschlafen, wir erinnern uns vielleicht an einen Traum aus der Nacht, oder wir bemerken, dass wir traumlos durchgeschlafen haben; wir wissen, wo wir sind und was heute auf uns zukommt. Wir erinnern uns an den vergangenen Tag, wir erinnern uns, was wir uns für heute vorgenommen haben, wir fühlen uns frisch oder noch etwas müde, wir spüren, ob wir gesund sind oder uns krank fühlen, und wir wissen, was wir als erstes tun wollen und was danach kommt. Wir sind über uns und unsere Situation orientiert. Wir sind wach und ansprechbar.

Bewusstsein bedeutet im ursprünglichen Sinn ein „Mitwissen", ein Wissen haben von oder über etwas. Das bedeutet, dass Bewusstsein (normalerweise) immer einen Inhalt hat, dass ein sogenanntes „leeres" Bewusstsein kein normaler Zustand des Bewusstseins ist. Bewusstsein sei ein erstrebenswerter Zustand, meint der bekannte Bewusstseinsforscher Thomas Metzinger, wenn er eine „Bewusstseinskultur" fordert: „‚Bewusstseinskultur', verstanden als die systematische Kultivierung von als wertvoll eingeschätzten Zuständen."[1] Aber, um welches Bewusstsein geht es, und wer schätzt für wen ein, was wertvoll sein soll? Hier tun sich eine Fülle von Fragen auf, praktische, wissenschaftliche, ethische, politische, gesellschaftliche und weitere, die alle ungelöst, ja nicht einmal wirklich gestellt sind, und dabei verschleiern, dass die Grundfrage, was Bewusstsein ist, noch gar nicht geklärt ist.

---

1 T. Metzinger: Bewusstseinskultur. Berlin Verlag 2023, S. 67.

Die Neurowissenschaften über das Bewusstsein

Die heutigen Neurowissenschaften versuchen Bewusstsein zu definieren als *die Gesamtheit der durch komplexe neurophysiologische Prozesse getragenen mentalen Zustände eines Individuums.*[2]

Bewusstsein als mentaler, also geistiger Zustand eines Menschen wird *getragen* von neurophysiologischen Prozessen, nicht von ihnen hervorgebracht oder produziert, wie es von manchen Wissenschaftlern dennoch immer wieder behauptet wird.

Dazu schreibt der bekannte Neurowissenschaftler Gerhard Roth (1942–2023), dass Bewusstsein weder neurobiologisch noch psychologisch erklärt werden kann.

Wenn man Bewusstsein mit hirnelektrischen

---

2 Vgl. https://flexikon.doccheck.com/de/Bewusstsein (zuletzt abgerufen am 12.02.2025). Siehe auch: T. Metzinger (Hrsg.): Bewusstsein. Beiträge aus der Gegenwartsphilosophie. Schöningh Verlag: Paderborn 1996; G. Guttmann/G. Langer (Hrsg.): Das Bewusstsein. Multidimensionale Entwürfe. Springer Verlag: Wien/New York 1992; H. Fink/R. Rosenzweig (Hrsg.): Bewusstsein – Selbst – Ich. Die Hirnforschung und das Subjektive. mentis Verlag: Münster 2014.

Aktivitäten oder mit Neurotransmittervorgängen im zentralen Nervensystem (ZNS) erklären will, so wird dabei übersehen, dass es keine Beschreibung oder gar Erklärung des Vorgangs gibt, wie aus einem wie auch immer gearteten physischen Vorgang bewusstes Erleben entsteht.

Es besteht eine Erklärungslücke, wenn es um die Entstehung von Bewusstsein geht:

„Ein großes Rätsel ist aber das Geschehen dazwischen: Was genau passiert beim Zusammenspiel von Millionen und Milliarden von Nervenzellen, so dass bewusstes Erleben entsteht?

Hier fehlen nicht nur die experimentellen Möglichkeiten, diese Vorgänge zu erfassen, sondern es sind keine theoretischen Modelle vorhanden, die dieses Geschehen begreiflich machen könnten. Solche Modelle sind aber nötig, denn anschaulich vorstellen kann man sich das Entstehen von Bewusstsein aus dem neuronalen Geschehen überhaupt nicht.“[3]

Wenn die Entstehung von Bewusstsein wissenschaftlich derzeit nicht erklärt werden kann, so können wir doch seine Existenz als Realisierung des Geistes und dessen Wahrnehmung

---

3 G. Roth: Aus Sicht des Gehirns. Suhrkamp Verlag: Frankfurt/Main 2009, S. 143.

mithilfe des Gehirns anerkennen. Dem Gehirn des Menschen kommt dabei eine notwendige, allein aber nicht hinreichende Bedeutung zu, wie es der emeritierte Direktor des Instituts für Hirnforschung der Österreichischen Akademie der Wissenschaften Prof. Franz Seitelberger schreibt: „Zwischen Bewusstsein und Gehirn besteht aber keine kausal determinierte Abhängigkeit, sondern eine interdependente Komplementarität. [...] Die neurophysiologische Gehirntätigkeit ist zwar die notwendige, aber keine hinreichende Bedingung des Bewusstseins. Eine vollständige naturwissenschaftliche Theorie des Bewusstseins ist auch deswegen unmöglich, weil infolge der Unabsehbarkeit künftiger Verhaltenssituationen und der Komplexität des Gehirns eine vollständige Bestimmung der Ausgangslage von Verhaltensakten grundsätzlich nicht gelingen kann. [...] Zwischen Gehirn und Bewusstsein besteht somit keine Identität, sondern die oben geschilderte Anisomorphie."[4]

---

4 Der ehemalige Direktor des Instituts für Hirnforschung der Österreichischen Akademie der Wissenschaften Prof. Franz Seitelberger: Das Menschenhirn (II), in: G. Guttmann/G. Langer (Hrsg.): Das Bewusstsein. Multidimensionale Entwürfe. A.a.O., S. 236–261.

Wir können guten Gewissens und ohne Widerspruch zur gegenwärtigen Faktenlage der Neurowissenschaft (wenn auch in Widerspruch zu manchen – besonders reduktionistischen – Vertretern der Neurowissenschaften) feststellen, dass unser Bewusstsein mehr ist als unsere Hirntätigkeit, es aber die Hirnfunktion braucht, um entstehen zu können. Und zwar entsteht Wachbewusstsein durch (stoffwechselintensiven) Abbau im Gehirn – nicht durch Aufbau! Es wird Physisches abgebaut, damit Geistiges, damit Bewusstsein aufgebaut werden kann.

Das Gehirn verzichtet auf Vitalität und Regeneration, um Wachbewusstsein zu ermöglichen.

Bewusstsein, Gehirn und Geist

Bewusstsein entsteht durch Tätigkeit des Geistes in der Seele, die am Gehirn gespiegelt wird und dadurch von uns erfahren werden kann. Unsere Bewusstseinsinhalte sind dementsprechend Spiegelbilder der physischen und geistigen Phänomene, die wir wahrnehmen. Ohne Spiegel (Gehirn) hätten wir keine Spiegelbilder; das bedeutet in diesem Kontext: kein Bewusstsein. Unser normales Bewusstsein ist an ein gesund funktionierendes Gehirn gebunden.

Dabei hat das Gehirn selbst kein Bewusstsein von sich oder von seinen Funktionen. Das Gehirn ist, was sein Bewusstsein betrifft, selbstlos: Es ist ganz offen für die Welt und für Leib, Seele und Geist. Es produziert nicht, sondern es empfängt Bewusstsein, Gedanken, Empfindungen, Erinnerungen und Motivationen. Seien sie aus der geistigen oder physischen Welt oder aus dem eigenen Leib, von bestimmten Organen, wie es bei leiblichen Bedürfnissen, Gefühlen, Begierden oder Schmerzen in je unterschiedlicher Weise der Fall ist.

Wenn ich einen bildhaften Vergleich verwenden darf, so möchte ich sagen: Das Bewusstsein ist das Licht, in dem wir die Welt und uns selbst sehen und erkennen. Das Gehirn ist für dieses Licht des Geistes der Spiegel, in dem wir sehen können, was vor dem Spiegel im Licht erscheint. Direkt ins Licht zu schauen, würde uns unvorbereitet blenden; deshalb brauchen wir den Spiegel.

Das Bewusstsein ist das Licht und die Klarheit, die wir aus unserer Seele auf alles dasjenige richten, was wir in der Welt oder an uns selbst wahrnehmen und erkennen, was wir *wissen* wollen. Wir sagen, wenn wir etwas klar erkennen und benennen wollen, was es ist: „bei Licht betrachtet ist es so …“ und meinen damit „bei klarem Bewusstsein“.

Bewusstsein haben heißt so viel wie: bei Licht wahrnehmen und erkennen, was sich zeigt. Im Dunkeln, daher ohne Wachbewusstsein sieht man eben nichts. Weder mit den Sinnen noch mit dem Denken.

Wachbewusstsein ist das Wahrnehmen und Erleben dessen, was in der eigenen Seele und im Ich vorgeht. Das ist keine Sinneswahrnehmung, sondern offensichtlich eine Art höhere, nämlich nicht-sinnliche Wahrnehmung von Seelenvorgängen wie Gedanken, Ideen, Erinnerungen, Gefühlen und Wünschen.

Der englische Philosoph John Locke hatte in seinem berühmten *Essay Concerning Human Understanding*, zu Deutsch: „Über den menschlichen Verstand“ geschrieben: „Bewusstsein ist die Wahrnehmung dessen, was im eigenen Geiste vorgeht.“[5]

---

5 J. Locke: Über den menschlichen Verstand. Meiner Verlag Hamburg 1981, S. 122, zit. nach: G. Güzeldere: Ist Bewusstsein die Wahrnehmung dessen, was im eigenen Geist vorgeht?“ in: T. Metzinger (Hrsg.):

Diese sehr bemerkenswerte Auffassung findet in der heutigen Philosophie des Bewusstseins viel Zustimmung, zum Teil in etwas anderen Begriffen, z.B. als „Wahrnehmung des Mentalen" oder als „introspektives Bewusstsein"[6].

Diese Vorstellung eines höheren Wahrnehmens, als es durch die Sinne geschieht, kann man bereits – wenig überraschend – bei Platon finden, in seinem berühmten *Höhlengleichnis*[7], mit den vier Erkenntnisstufen: 1. Der einfachen sinnlichen Erkenntnis, die nur die Schatten und Spiegelbilder der Gegenstände der uns umgebenden Welt zeigt, 2. die wirklichen physischen Gegenstände selbst, 3. schließlich den Nachthimmel mit den Sternen und ihren Gesetzmäßigkeiten (also unseren Naturgesetzen), und 4. erst als höchste Stufe die Sonne selbst in ihrer Klarheit. Dann werde die Welt der Ideen, mithin die geistige Welt geschaut werden können; also nicht mehr mit den gewöhnlichen Sinnen, wohl aber mit einem wachen, geschulten Bewusstsein, im Sinne einer übersinnlichen Schau

---

Bewusstsein. Beiträge aus der Gegenwartsphilosophie. A.a.O., S. 397.

6 Ebd.

7 Platon: Der Staat. 7. Buch, 514 A–519C.

bzw. Erkenntnis (vgl. *Idee* von griechisch: *eidè, eidos*, das geistig Geschaute).

Differenzierungen des Bewusstseins

Bewusstsein als *mentaler Zustand eines Individuums* kann *ein Bewusstsein von mir selbst* bedeuten, ein *Selbstbewusstsein*; aber auch ein Bewusstsein von der mich umgebenden Welt, ein *Weltbewusstsein*. Beide Richtungen des Bewusstseins, Selbst- und Welt-Bewusstsein, sind gleichzeitig möglich: denn ich bin mir bewusst, dass ich gerade diese Zeilen an meinem Laptop in meinem Arbeitszimmer schreibe, während es draußen regnet. Sie als Leserin oder Leser sind sich ebenso bewusst, dass Sie es sind, die oder der diesen Text gerade liest, während Sie zu Hause sitzen und nebenan vielleicht jemand Musik hört. Es bedarf also keiner besonderen Anstrengung von uns, Weltbewusstsein und Selbstbewusstsein gleichzeitig zu realisieren. Das ist eine grandiose Fähigkeit unseres Geistes, Peripherie und Zentrum, Welt und Selbst gleichzeitig zu erleben und zu wissen, d.h. im Bewusstsein zu haben. Als eine dritte Qualität gibt es gleichzeitig oder durch nachträgliche Reflexion ein *Bewusstsein von der*

Sinnhaftigkeit des Wahrgenommenen und Erlebten, ein Bewusstsein von dem wirksamen Geist in Mensch und Welt.

Unser Bewusstsein erscheint in den drei zeitlichen Dimensionen, der Gegenwart des Hier und Jetzt, der Vergangenheit von gestern und in weitere Ferne zurück, und der Zukunft von morgen und noch weiter vorwärts in die unbekannte Zukunft.

Das Wachbewusstsein ist wie ein Augenaufschlagen mir selbst und der Welt gegenüber mit der Möglichkeit des Wahrnehmens und Erkennens, des Wiedererinnerns und des Vorausdenkens.

Bewusst-Sein ist ein Geschenk des Geistes, ein Wunder der Natur, ein Geheimnis der Seele.

Bewusst-Sein ist die *Königsfähigkeit* unserer Seele.

Keine Wissenschaft, keine Religion und keine Weltanschauung können bisher befriedigend erklären, wie unser menschliches Bewusstsein entsteht.

Immer wenn wir über Bewusstsein nachdenken oder sprechen oder es zu erklären versuchen, müssen wir eingestehen, dass es schon da ist; das Bewusstsein ist immer schon vorhanden, wenn wir anfangen, darüber nachzudenken.

Was wären wir, was täten wir Menschen, wenn wir *kein* Bewusstsein hätten?

Wir können es uns nicht vorstellen. Sicher ist: Es wäre alles ganz anders, wir wären ganz anders.

Zum Glück haben wir Bewusst-Sein. Genauer müsste es heißen: Wir sind in einem Bewusst(en)-Sein. Denn wir als Menschen sind bewusst-seiende Wesen. Das bedeutet Bewusst-Sein: bei Bewusstsein sein, mit Bewusstsein leben, mit Bewusstsein Denken, Fühlen und Handeln.

Bewusstsein ist das unmittelbare Erleben der Tätigkeit des Geistes in uns. Ob wir unser Bewusstsein dabei auf uns selbst, oder auf die Welt richten, der Geist ist dabei immer tätig. Durch den Geist in uns sind wir bewusste Wesen, durch ihn haben wir unser Bewusstsein. Bewusstsein ist ohne Geist nicht zu denken. Geist ist natürlich mehr als Bewusstsein – aber er ist immer auch Bewusstsein, wenn auch nicht immer ein Tageswachbewusstsein. Geist erscheint in verschiedenen Formen, auch in verschiedenen Bewusstseinsformen. Und die Erscheinungsformen des Geistes als Bewusstsein können beeinträchtigt, gekränkt oder gestört sein.

Bewusstsein ist eine Erlebnisqualität der Seele.

Bewusstsein ist ein Gefäß für seelisch-geistige Inhalte wie Wahrnehmungen und Empfindungen, Gedanken und Erinnerungen, Stimmungen und Gefühle, Absichten und Motive – und durch die Energie unseres Ich haben wir die Möglichkeit, diese Inhalte zu bewegen, sie zu ordnen und zu modifizieren, mit ihnen „etwas anzufangen“, sie in der Welt und in unserem Leben sinnvoll zu gestalten.

Bewusstsein ist intentional, auf etwas gerichtet; es ist nie richtungslos. Die Richtung soll es von unsrem Ich bekommen, je nach den Lebenssituationen, in denen wir sind, und je nach unseren Interessen und Motiven. Dabei kann es zu Ablenkungen und Störungen kommen, sowohl aus der Welt als auch aus dem Leib.

Spätestens jetzt bemerken wir, dass Bewusst-Sein gar nicht einfach ist. Es ist anstrengend, es erfordert eine innere Aktivität von uns. Die kann man nicht vierundzwanzig Stunden am Tag ununterbrochen aufbringen. Deshalb brauchen wir in unserem Bewusstsein Variationen, die uns Pausen, Erholungsmöglichkeiten bieten von der Anstrengung des wachen Bewusstseins. Diese Variationen kennen wir als Träumen und Schlafen. Da sind wir (uns) nicht bewusst und haben dennoch Bewusstsein: Traumbewusstsein oder Schlafbewusstsein. Das Traumbewusstsein entspricht einem Unter-bewusst-Sein; das Schlafbewusstsein einem Un-Bewusst-Sein.

Von diesen Variationen unseres Bewusstseins sollen im Weiteren ihre Eigenschaften und Eigenarten, ihre Möglichkeiten und Grenzen, ihre Aufgaben und Besonderheiten und ihre Störungen und entsprechende Therapiemöglichkeiten in Kürze beschrieben werden.

2.
Variationen des Bewusstseins

> „Das menschliche Bewusstsein entwickelt im gegenwärtigen Weltstadium seiner Entwickelung drei Formen, das wachende, das träumende und das traumlos schlafende Bewusstsein.“[8]
>
> Rudolf Steiner 1861–1925

Bewusstsein erscheint uns in den Variationen des Wachens als Tageswachbewusstsein, des Träumens als Unterbewusstsein (wie eine „Dämmerung“) und des Schlafens als Unbewusstsein (Nacht-Bewusstsein). Außerdem zeigt sich unser Wachbewusstsein einmal als ein Bewusstsein, das sich an der Welt orientiert: als Weltbewusstsein, mit der bewussten Wahrnehmung und gedanklichen Verarbeitung der uns umgebenden Welt, und ein andermal als Bewusstsein, das sich auf uns selbst richtet: als Selbstbewusstsein, das

---

8 R. Steiner: Anthroposophische Leitsätze. GA 26, Rudolf Steiner Verlag: Dornach 1972, S. 69.

sich in den Varianten des unreflektierten, aber wachbewussten Selbsterlebens (ich weiß, dass ich gerade einen Text schreibe, oder lese) und in der Form des bewusst reflektierten, sich selbst vergewissernden Selbstbewusstseins (ich weiß, dass ich derjenige bin, der sich vorgenommen hat, einen Text über das Bewusstsein zu schreiben und das gerade tue) differenzieren lässt. Darüber hinaus können wir noch ein Sinn- oder Geist-Bewusstsein bemerken, wenn wir in den Wahrnehmungen und Beobachtungen an der Welt, unseren Mitmenschen oder uns selbst eine Sinnhaftigkeit erkennen (Sinn als Ausdruck der Wirksamkeit von Geist).

Das Weltbewusstsein ist unreflektiert weltoffen, es dient der Orientierung und dem Erkennen und Verstehen der Weltgegebenheiten.

Das Selbstbewusstsein ist – reflektiert oder unreflektiert – selbstbezogen, selbstzentriert; es dient der Selbstgewissheit und dem Selbstgefühl, dass ich bei mir bleiben kann und mich nicht an die Welt verliere und dass ich Verantwortung übernehmen kann für mich und mein Denken und Handeln.

Das Sinn- oder Geist-Bewusstsein kann uns reflektiert oder intuitiv die Gewissheit vermitteln, dass unser Wahrnehmen und Erleben und die daran gebildeten Gedanken, Ideen und Begriffe sinnvoll zusammengehören und eine sinnhafte Bedeutung ergeben, mit der wir die Welt und uns selbst sowie unsere Mitmenschen verstehen und entsprechend handeln können.

Das menschliche Bewusstsein ist eine Eigenschaft der Seele; es entsteht durch das Wirksamwerden des Geistes in ihr. Der Geist ist immer tätig und wirksam, insofern ist in der Seele immer Bewusstsein vorhanden, im Wachen, Träumen und auch im Schlaf. Dies ist zunächst ein geistiges Bewusstsein. Dieses Geistbewusstsein ist ungetrübt von anderen Einwirkungen, solange in der Seele keine anderen Einflüsse wirksam sind als die des Geistes (zum Beispiel in der Meditation, in spirituellen Übungen, und auch im Tiefschlaf).

Die unterschiedlichen Variationen des Bewusstseins bilden sich je nach der Verbindung des Seelisch-Geistigen mit dem Leib und dessen Organen.

Beim Tageswachbewusstsein besteht eine *relativ stabile* Verbindung zwischen dem Seelisch-Geistigen und dem Leib und seinen Organen, in unterschiedlichen Graden der Intensität. Dadurch wird das ursprüngliche rein geistige Bewusstsein in der Seele überlagert, bzw. gefärbt durch die Einflüsse der physischen Organe (z. B. das Erleben leiblicher Bedürfnisse und Gefühle oder auch Schmerzen) und durch die Sinnesorgane, die Wahrnehmungen und Erlebnisse der physischen Welt, also das Erleben und Erkennen der Welt um uns. Auf diese Weise haben wir ein auf unseren Organfunktionen basierendes Bewusstsein von der physischen Welt.

Beim Traumbewusstsein besteht eine *labile* Verbindung zwischen dem Seelisch-Geistigen und insbesondere der Lebendigkeit, Vitalität und Regenerationskraft des Leibes und seinen Organen. Dadurch entsteht aus dieser besonderen, labilen Verbindung zu den Lebens- und Bildekräften des Leibes ein besonders bildhaftes und dynamisches Bewusstsein, das seine Bilder und Dramatik aus den Vital- und Bildekräften und damit auch aus Erinnerungen und Wunschvorstellungen bekommt. Dementsprechend ist diese Variation unseres Bewusstseins besonders bildhaft, fantastisch und irrational, aber sehr lebendig.

Im Schlafbewusstsein ist die Verbindung des Seelisch-Geistigen zum Leib losgelöst, *relativ instabil, variabel und reversibel* voneinander getrennt. (Deshalb sind wir im Schlaf erweckbar).

Auf diese Weise bekommt das Bewusstsein in der Seele keine Einflüsse mehr aus dem Leib, sondern ist für diese Zeit wieder ein rein geistiges Bewusstsein – von dem wir aufgrund der Trennung von unserem Leib und insbesondere vom Nerven-Sinnes-System, kein Erleben haben, das bedeutet, wir „kriegen (normalerweise) nicht mit", was im Schlaf in unserem Bewusstsein geschieht. Aber dass das Schlafbewusstsein nicht einfach leer ist und im Schlaf nur eine Pause stattfindet, dafür gibt es viele Hinweise. Der Geist macht keine Pause, er ist immer in Tätigkeit und immer wirksam, ob wir es bemerken oder nicht.

Die Variationen unseres Bewusstseins und was sich darin ausdrückt und durch sie erlebt werden kann, zeigt die differenzierten Wirksamkeiten des Geistes in Seele und Leib.

3.
Wachen – Tageswachbewusstsein

> „Nichts ist uns gleichzeitig so nah und so fern wie unser eigenes Bewusstsein."[9]
>
> Thomas Metzinger *1958

Das Wachsein ist in der Regel das von uns meist am Tag besonders geschätzte Bewusstsein, weshalb wir es einfach Tageswachbewusstsein nennen. Es beginnt normalerweise morgens, wenn wir aufwachen, nachdem wir in der Nacht geschlafen haben. Im Wachen sind wir ansprechbar und für uns und unsere Umgebung bewusst, das bedeutet, wir nehmen wahr was in uns und mit uns und um uns herum geschieht. Wir können auf das Geschehen bewusst und in angemessener Weiser antworten oder auch unbewusst, bzw. unwillkürlich reagieren und anschließend unsere Reaktion nachträglich bewusst erleben, reflektieren und bei Bedarf korrigieren.

---

9 T. Metzinger (Hrsg.): Bewusstsein. Beiträge aus der Gegenwartsphilosophie. A.a.O., S. 21.

Im Tageswachbewusstsein sind, wie schon gesagt, Leib und Seele in einer relativ stabilen Verbindung, die es dem Menschen ermöglicht, ein klares Gegenstandsbewusstsein von sich und der Welt zu haben und sich dadurch sicher in der Welt und im Leben orientieren und zurechtfinden zu können. Ohne ein angemessenes Wachbewusstsein wären diese Möglichkeiten entsprechend eingeschränkt.

Unsere Wachheit haben wir in verschiedenen Graden zur Verfügung: das *normale* Wachsein, in dem wir alles mehr oder weniger klar mitkriegen was gerade geschieht und uns meist auch ungefähr daran erinnern können. Davon unterschieden ist ein gesteigertes und gezieltes, auf etwas gerichtetes Wachsein, wenn wir *hellwach* sind, was wir als Aufmerksamkeit, oder (noch intensiver) als Konzentration kennen. Dabei ist auch die Merkfähigkeit besser. Es gibt aber auch ein geringeres Wachsein, wenn wir vor Müdigkeit *gerade noch wach* und ansprechbar sind, müde, kurz vor dem Einschlafen; da ist das Wachsein nur noch dumpf vorhanden, ebenso die Merkfähigkeit. Ein normales oder aufmerksames Tageswachbewusstsein ist Voraussetzung für eine angemessene Orientierung im Alltag, um uns bei der Arbeit, in Schule oder

Ausbildung, im Verkehr, bei Gesprächen, beim Einkaufen oder sonstigen Tätigkeiten angemessen verhalten zu können.

Ist das normale Tageswachbewusstsein vermindert, beeinträchtigt oder gestört, so ist in dieser Zeit die Lebensbewältigung erschwert und eventuell Unterstützung sinnvoll. Je nachdem, wie lange eine solche Beeinträchtigung anhält. (Störungen des Tageswachbewusstseins, siehe später in Kap. 6)

Jede Steigerung oder Intensivierung unseres normalen Wachseins ist intentional, zielgerichtet. Das kann von uns selbst bestimmt sein, z.B. als persönliches Interesse oder Bedürfnis; es kann aber auch von außen gefordert sein, als Aufgabe, die an uns gestellt ist, oder als eine bestimmte, z.B. kritische Situation im Straßenverkehr oder im Beruf. Wenn dieses gesteigerte Wachsein intentional auf einen geistigen Inhalt gerichtet ist, so nennen wir es beispielsweise meditativ, und das entsprechende Bewusstsein *imaginativ*, die Erkenntnisstufe der *Imagination*, im Sinne eines bildhaften seelisch-geistigen bewussten Erlebens, eine erste Form übersinnlichen Schauens.

Wesentlich für ein gesundes Wachbewusstsein ist eine intakte Funktion unseres Gehirns. Es ist offensichtlich, dass unser Bewusstsein an unser Gehirn und seine gesunde Funktion gebunden ist. Das bedeutet aber nicht, dass das Gehirn unser Bewusstsein *hervorbringen* oder *produzieren* würde, wie es manchmal behauptet wird. Das Gehirn ist kein produktives Organ, sondern ein empfangendes: Es *empfängt* die unterschiedlichen Inhalte unseres individuellen Bewusstseins, die jeder Mensch mit seinem individuellen Ich aus der geistigen und der physischen Welt auswählt. Bewusstsein ist das unmittelbare Erleben des Geistes in uns, wofür wir als Empfangs- und Spiegelungsorgan ein funktionierendes Gehirn brauchen. Ohne dieses wissen wir nichts, oder weniger, oder ganz anderes von den geistigen Inhalten, die bei intaktem Gehirn für uns wachbewusst erleb- und reflektierbar sind.

Das Wachbewusstsein hat für die Seele die Besonderheit, dass durch dieses die Tätigkeiten der Seele bewusst und willentlich geführt werden können; das heißt unsere Wahrnehmungen, unser Denken, Erinnern und Reflektieren, unsere Aufmerksamkeit und Konzentration, unsere Willensabsichten und Handlungen können alle bewusst geführt werden – dadurch stehen sie in unserer Verantwortung. Das ist offensichtlich im Traum- und Schlaf-Bewusstsein (entsprechend Unter- und Un-Bewusstsein) anders; in diesen Bewusstseins-Zuständen können wir einerseits unsere Seelentätigkeiten nicht wach und willentlich führen und sind andererseits auch nicht verantwortlich für das, was in diesen Bewusstseinszuständen geschieht.

Im Wachbewusstsein sind Seele und Ich mit dem belebten Leib in einer guten, relativ stabilen Verbindung, so dass durch den Leib die Welt – und auch der Leib selbst – bewusst erfahren und erkannt werden können, und wir mithilfe des Leibes unsere Ideen und Vorsätze im Leben, d.h. in der Welt verwirklichen können. Diese Verbindung zwischen Seele, Ich und Leib ist lebendig, beweglich, variabel und flexibel; sie ist leicht veränderbar und darf nie starr, unbeweglich oder zu fest werden. Sonst treten Beeinträchtigungen oder Störungen auf. Die alltäglichste bzw. allnächtliche Veränderung in der Leib-Seele-Ich-Verbindung ist eine leichte und vorübergehende, d.h. reversible Trennung bzw. Loslösung von Seele und Ich vom Leib und dessen Lebendigkeit. Dies geschieht beim Einschlafen und im Schlaf. Beim Träumen besteht ein Zwischenzustand, Seele und Ich sind etwas weniger verbunden mit dem Leib als beim Wachen, aber etwas mehr als beim Schlafen; insbesondere was die Lebenssphäre des Leibes, seine Vitalität, seine Bilde- und Regenerationskräfte betrifft. Mit diesen verbindet sich die Seele wieder etwas enger als im traumlosen Schlaf. Auf diese Weise entsteht das Traumbewusstsein während des Schlafs – oder auch (bei Tagträumen) gelegentlich im Wachzustand.

4.
Träumen – Traumbewusstsein – das Unterbewusstsein

„Es ist das menschliche Leben ein viel reicheres, als das, was uns davon bewusst wird.“ [10]

Rudolf Steiner

Das Träumen wird als psychische Aktivität während des Schlafens definiert. Das bedeutet, dass sich in dieser Aktivität die Seele vorübergehend während des Schlafens wieder etwas mehr mit dem Leib, genauer mit der Lebenssphäre des Leibes (mit dem Ätherleib) verbindet als im traumlosen Schlaf. Aufgrund dieser Verbindung zwischen Seele und Lebensorganisation des Leibes entstehen im halbwachen Traum-Bewusstsein die Bilder und lebendigen Abläufe des Traumgeschehens, die eine auffällige Eigenschaft haben: sie halten sich nicht an die Gesetze von Raum und Zeit, und nicht an die Gesetze

---

10 R. Steiner: Die Offenbarungen des Karma. GA 120, Rudolf Steiner Verlag: Dornach 1976, S. 70.

der Logik, der Ratio. Sie haben illusionären, irrationalen, alogischen und fantastischen Charakter. Das bedeutet, sie können mit dem normalen Verstand nicht erklärt, verstanden oder gelöst werden.

„Der Traum ist stets mehrdimensional in seinem Sinngehalt und in seinem Bezug und seiner Erscheinung stets außerräumlich und außerzeitlich; das heißt, die für das Wachbewusstsein geltenden Gesetze sind aufgehoben. Er hat andere als sinnlich-physische Qualität. Wir nennen sie ätherisch.“[11]

Träume sind das Tor zwischen Tag und Nacht, zwischen Wachbewusst-Sein am Tag und dem Unbewusst-Sein im Schlaf. Träume sind in diesem Sinn unter-bewusst. Sie können aus dem Unbewussten des Schlafs *auf*tauchen und halbwach im Bewusstsein erlebt und manchmal auch erinnert werden. Sie können auch aus dem Tageswachbewusstsein *ab*tauchen und als Tagträume nur noch halbwach, träumerisch erlebt werden. Auch wenn Träume manchmal klar er-

---

11 S. Leber: Der Schlaf und seine Bedeutung. Geisteswissenschaftliche Dimensionen des Un- und Überbewusstseins. Verlag Freies Geistesleben: Stuttgart 1996, S. 160.

lebt werden, so sind sie meist von den Träumenden nicht beeinflussbar. Was wir träumen und wie das Traumgeschehen verläuft und warum wir gerade diesen Traum träumen, ist meist nicht von uns zu beeinflussen, auch wenn wir (gelegentlich) im Traum wissen, dass wir träumen (luzide Träume).

Das große Problem bei den Träumen ist, dass wir nur von den erinnerten und erzählten Träumen sprechen können, wir aber viel häufiger träumen, als wir Träume erinnern. Es gibt also eine große „Lücke", einen vielfach größeren „blinden Fleck" beim Traumgeschehen, von dem wir nichts wissen, als von den vergleichsweise wenigen Träumen, von denen wir durch Erinnerung und Erzählung wissen.

Träume, Gefühle, Stimmungen und spontane Erinnerungen

Träume haben eine Verwandtschaft mit den Gefühlen, Stimmungen und Verstimmungen und mit spontanen Erinnerungen. Auch sie entstehen aus einer Dämmerung, einem „Halbdunkel" das wir nicht genau kennen, sie *tauchen auf*, ohne dass wir willentlichen Einfluss darauf haben. Gefühle, Stimmungen und spontane Erinnerungen sind „einfach da", ohne dass wir sie „gerufen" haben. Und sie können uns oft sehr beeinflussen und unser Erleben und Verhalten prägen. Gedanken, so sagen wir, machen wir uns; Gefühle, Stimmungen und manche Erinnerungen tauchen einfach auf und sind da; ob sie uns gefallen oder nicht. Und wir wissen oft nicht, woher und warum sie kommen. Wir erleben sie, manchmal stark, wir können uns an sie erinnern, manchmal ungenau; aber willentlich verändern können wir sie kaum. Und dennoch haben sie, manchmal ähnlich wie Träume, eine Wirkung auf uns und unser Verhalten. Neben Träumen, Gefühlen und Stimmungen können auch viele Erinnerungen in unser Bewusstsein *auf*tauchen oder im Vergessen auch wieder *ab*tauchen und verschwinden. Das Erinnern können wir bewusst hervorrufen, oder es zumindest versuchen (auch wenn es nicht immer gelingt); das Vergessen können wir willentlich nicht veranlassen.

Diese drei großen Seelenbereiche, das Träumen, das Fühlen (einschließlich der Stimmungen) und das Erinnern bzw. Vergessen (als seelische Tätigkeiten) sind im Wesentlichen dem Unterbewusstsein zugehörig (erst das Erinnerte ist ganz im Wachbewusstsein angekommen). Alle haben die typischen Eigenschaften des (nicht ganz wachen) Erlebens, des (mehr oder weniger klaren) Erinnerns und der (fast ganz) fehlenden willentlichen Steuerung. Unser bewusster und willentlicher Einfluss auf das Unterbewusstsein ist begrenzt und meist nur gering ausgeprägt. Das Unterbewusste hat eine gewisse Autonomie gegenüber unserem Wachbewusstsein und unserem Willen, unseren bewussten Absichten.

Neben den beschriebenen seelischen „Provinzen“ des Unterbewusst-Seins (dazu gehören auch die sog. „Fehlleistungen“ wie sich-versprechen, etwas verlegen oder vergessen, wie sie besonders Sigmund Freud beschrieben hat), können wir noch ein leibliches Unterbewusstsein beschreiben. Ich meine damit diejenigen organischen Funktionen, die wir ein wenig bewusst erleben können, auf die wir aber keinen oder wenig willentlichen Einfluss haben, wie beispielsweise die Atmung, den Herzschlag, die Darmtätigkeit, den Muskeltonus. Die meisten anderen organischen Funktionen gehören dem Unbewussten an. Und dann gibt es noch eine dritte Variante des Unterbewusst-Seins, ein „spirituelles“ Unterbewusstes, das wir am ehesten als Ahnungen, plötzliche Einfälle oder starke unterbewusste positive Impulse kennen.

Entsprechend dieser drei Arten des Unterbewusst-Seins – leiblich, seelisch und geistig – können wir auch bei den Träumen zunächst drei Varianten unterscheiden.

Traumarten:

Wir können nach Charakter, Herkunft, Intensität und Bedeutung des Traumerlebens verschiedenen Traumarten unterscheiden:

I. Organische Träume: Das sind aus dem Leib entstehende Träume; beispielsweise, wenn Schmerzen, Frieren, Schwitzen oder andere körperliche Veränderungen oder Befindlichkeiten im Schlaf auftreten und zunächst im Traumbewusstsein unterbewusst erlebt werden. Dieses traumhafte Erleben kleidet sich in Bilder oder Geschehensabläufe von fantastischem oder illusionären Charakter, das heißt es „verkleidet" sich bis zu einer mehr oder weniger starken Verfremdung des ursprünglichen körperlichen Befindens. So können sich Kopfschmerzen im Schlaf zunächst traumhaft bemerkbar machen in verkleideter Gestalt beispielsweise als ein Presslufthammer (im Schädel), als ein surrender Bienenkorb im Kopf, oder als ziehende Drahtseile im Hirn. Bei solchen Träumen kommt es nicht darauf an, die Bilder symbolisch zu deuten; sie sprechen nach dem Erwachen sehr schnell in der Organsprache, die wir im Wachen als Schmerz erleben und uns entsprechend verhalten können. Organische Träume können in ihrer Intensität sehr unterschiedlich sein.

II. Seelische Träume: Anders sieht es bei den Träumen aus, die wir als Bewältigungs- oder Verarbeitungs-Träume von Tageserlebnissen, Konflikten oder Beziehungskrisen kennen. Hierbei wird nicht ein körperliches Geschehen, sondern ein – unbewältigtes – seelisches Erleben im Traum wiederholt, nachgeholt oder neu aufgerollt, weil wir es im Wachbewusstsein noch nicht genügend bearbeitet und geklärt hatten. Oft sind solche unbewältigten seelischen Erlebnisse vom Wachbewusstsein ins Unterbewusste verdrängt, um im Tageswachbewusstsein nicht ständig daran denken zu müssen. So zeigen sich unbewältigte und verdrängte seelische Konflikte oder Erlebnisse im Traum zur noch „fälligen" Bearbeitung – die aber das Wachbewusstsein bisher nicht geleistet oder „abgelehnt“ hat. Insofern können wir vielleicht verstehen, dass die Aufforderung im Traumbewusstsein in anderer, neuer Gestalt auftritt (um nicht wieder gleich abgedrängt zu werden). Jetzt ist offensichtlich eine Übersetzungsarbeit von dem irrationalen, illusionären Traumgeschehen in eine für die Vernunft verständliche Sprache nötig. An dieser Stelle treten verschiedene Theorien der Traumdeutung auf. Ob die Traumbilder symbolisch nach ihrer verdrängten Triebenergie (im Sinn von Siegmund Freud als verdrängte Sexualtriebenergie) gedeutet werden, symbolisch nach den in ihnen liegenden Archetypen (im Sinn von Carl Gustav Jung) oder ob noch andere Interpretationsvarianten angeboten werden: vielfach geht es darum, die Traumbilder symbolisch zu deuten und daraus ein Verständnis für die Träumenden zu gewinnen. In der anthroposophischen Psychotherapie zur Traumbearbeitung gibt es ein anderes Vorgehen: bei diesem kommt es in den Träumen nicht in erster Linie auf die Bilder an, sondern auf die Dynamik, das Geschehen, das den Bildern zugrunde liegt und sie hervorruft. Die psychotherapeutische Traumarbeit geht dem Traumgeschehen nach: In welcher Dynamik oder Dramatik entfaltet es sich? Zu welchen Gefühlen und Stimmungen führt es bei den Träumenden während des Träumens und danach, beim Erinnern und Erzählen? In der Dramatik und der Stimmungs- und Gefühlslage des Traumgeschehens liegt – auch meiner eigenen therapeutischen Erfahrung nach – der Schlüssel zu einem Verständnis und einer Deutung für Menschen, die mit einem Traumerlebnis beschäftigt oder überfordert sind. Dann können sich tatsächlich auch aus einem Traum neue Impulse zur Bewältigung von Aufgaben oder Problemen im Leben ergeben. Allerdings sollte eine therapeutische Traumarbeit immer in einen psychotherapeutischen Kontext eingebettet sein. Die Intensität des Erlebens seelischer Tages-Bewältigungsträume ist meist stark und emotional betont.

III. Spirituelle Träume: Damit sind Träume gemeint, die von den Träumenden als „real", „prophetisch", „hell", „wahrhaftig" oder „spirituell" erlebt und beschrieben werden. Solche Träume haben eine besondere Kraft, zeigen sich als besonders wirksam und „mächtig" im Leben und Verhalten der Betreffenden. Nicht selten führen sie aber bei den Betroffenen zu einer seelischen Überforderung, weil mit dem *Voraussehen* für die *sehenden Träumenden* weder Verhaltenshinweise noch Lösungen für das (möglicherweise) kommende Geschehen gegeben werden. Die Träumenden sind mit ihrem *geträumten Wissen* oft überfordert, weil sie im Wachbewusstsein nicht wissen, was sie damit anfangen sollen oder dürfen. Bei solchen Träumen ereignet sich tatsächlich ein vom Physischen losgelöstes (fast übersinnliches) Wahrnehmen, das aber doch noch mit dem Leben und den Lebenserfahrungen der Träumenden in Zusammenhang steht und nicht ganz leibunabhängig, nicht ganz übersinnlich ist, auch wenn diese Lebens-Zusammenhänge nicht immer sogleich durchschaut werden. Solche Träume sind meist keine „geistigen Offenbarungen", als die sie gern gesehen werden, sondern eher *visionäre Traumwahrnehmungen*, die in ihrem „überphysischen" (physisch nicht erklärbaren) Charakter eine reale Botschaft haben können, die nicht in einem Symbol, sondern in Dynamik und Stimmung des Traums liegt. Hierbei ist die Traumintensität oft besonders stark und „bedeutend", im Sinne einer offenen Bedeutung.

Schließlich gibt es die *luziden Träume*, die hellen, bei denen die Träumenden *wissen*, dass sie träumen. Das sind besondere Traumerlebnisse, bei denen wir im Traum eine Spur von Wachbewusstsein haben und im Traum *wissen*, dass das geträumte Erleben eben ein Traumerleben ist. Für manche Menschen sind solche luziden Träume „normal“, das heißt sie haben ohne besondere Maßnahmen diese Art von Träumen. Für andere sind diese Träume besondere Erlebnisse; wieder andere bemühen sich durch besondere Übungen möglichst oft luzide Träume zu haben.

Eine große Chance der luziden Träume ist die Möglichkeit, direkt in das Traumgeschehen eingreifen zu können; also Ort, Zeit, Situationen, Menschen und Geschehen nach eigenem, bewusstem Willen zu verändern und zu gestalten. Dies kann man durch spezielle Übungen erlernen und sich zu einer bewusst-unbewussten Fähigkeit machen, in das Traumgeschehen luzider Träume willentlich einzugreifen und sie im eigenen Sinn zu formen. Besonders für Menschen die unter Alpträumen oder wiederkehrenden Träumen leiden, kann es eine entscheidende Möglichkeit sein, mit den belastenden Träumen „fertig“ zu werden, sie – durch Veränderung – bewusst zu bewältigen.

Vom Wesen der Träume

Träume sind Botschaften aus einem Zwischenreich. Sie sind seelische Aktivitäten, Bilder und Geschehnisse die aus dem Schlafbewusstsein herausragen, so dass sie – mehr oder weniger stark – emotional erlebt und (zumindest gelegentlich) erinnert werden können. Das ganz unbewusste, dunkle Schlafbewusstsein wird vorübergehend etwas heller, oft bildhaft und dramatisch angefüllt mit Inhalten und Vorgängen die wir meist nicht unmittelbar deuten können, die uns manchmal Fragen aufgeben, manchmal Rätsel, im Sinne einer offenen, noch ungeklärten Bedeutung. In diesem Sinn beschreibt Steiner das Träumen: „Ein Zwischenzustand zwischen Wachen und Schlafen ist ja das Träumen. Der traumerfüllte Schlaf ist dann vorhanden, wenn der Astralleib zwar schon ganz seine Verbindung mit dem physischen Leib gelöst hat, gleichsam seine Fühlfäden aus dem physischen Leib herausgezogen hat, aber noch mit dem ätherischen Leib verbunden ist. Dann wird das Blickfeld des Menschen von jenen Bildern durchzogen, die wir die Träume nennen. Es ist das sachlich ein Zwischenzustand, weil der Astralleib seine Verbindung mit dem physischen Leib vollständig gelöst hat, während er noch mit dem Ätherleib in gewisser Weise zusammenhängt."[12] Aus dieser *gelockerten* Verbindung zwischen Astralleib, als Träger des Bewusstseins, und dem Ätherleib, als Träger der Lebendigkeit und des Wachstums, entsteht das bildhafte dynamische Traumbewusstsein, das sich (normalerweise) nicht durch unser Ich führen oder kontrollieren lässt.

Steiner weiter: „Was ist denn eigentlich dieser Traum? Betrachten wir ihn zunächst einmal so, wie er uns im gewöhnlichen Leben entgegentritt.

Der Mensch hat um sich herum oder auch vor sich Bilder, gewissermaßen flüchtigere, nicht mit ebenso festen Konturen auftretende Bilder, als es die Wahrnehmungen des gewöhnlichen alltäglichen Lebens sind. Es huschen gleichsam vor der Seele vorbei die Traumvorstellungen, und wenn man dann eintritt in eine, man möchte sagen, nüchterne Untersuchung dieser Traumvorstellungen, dann kann einem auffallen, dass doch in den meisten Fällen diese Traumvorstellungen in irgendeiner Weise zusammenhängen mit dem äußeren Leben, wie

---

12 R. Steiner: Die Theosophie des Rosenkreuzers (1907). GA 99, Rudolf Steiner Verlag: Dornach 1985, S. 34f.

wir es verbringen auf dem physischen Plane. Gewiss, es gibt Menschen, die leichten Herzens in den Träumen gleich etwas Hohes, etwas Wunderbares, ja, Offenbarungen von höheren Welten sehen wollen. Es gibt Menschen, welche leichten Herzens glauben, wenn dieser oder jener Traum auftritt, er gäbe ihnen etwas, was sie im gewöhnlichen Leben noch nicht erfahren hätten, er rufe in die Seele etwas herein, was gegenüber diesem gewöhnlichen Leben ein Neues, ein nie Dagewesenes sei. In vielen Fällen, ja vielleicht in den weitaus meisten Fällen wird man hierin sich täuschen, wenn man einen solchen Traum so auffasst; man wird einfach sozusagen aus Flüchtigkeit nicht bemerken, wie in das Traumgewebe und -gewoge doch irgendwelche Erlebnisse hineinragen, die wir vor mehr oder weniger kurzer Zeit, oder sogar vor vielen Jahren, äußerlich auf dem physischen Plan erlebt haben.“[13]

Wir sollten demnach eher nüchtern und kritisch mit unseren Traumerlebnissen umgehen, um uns nicht täuschen zu lassen. Träume haben

---

13 R. Steiner: Die okkulten Grundlagen der Bhagavad Gita (1913). GA 146, Rudolf Steiner Verlag: Dornach 1992, S. 43f.

in der Regel in bildhafter und meist dramatischer Weise mit uns als den Träumenden zu tun; es sind *unsere* Träume, sie sagen uns etwas über unsere Befindlichkeit, über unsere Beschäftigungen am Tag, über Erinnerungen, Ängste, Sorgen, Wünsche und Ahnungen. Sie sind nicht bedeutungslos – aber die Bedeutungen sind meist nicht klar und nicht offensichtlich; Träume haben etwas Geheimnisvolles an sich, das macht sie so interessant. Träume *tauchen auf*, aus einer nächtlichen Berührung der Seele mit der organischen Welt des Leibes, mit der Erlebniswelt der eigenen Lebensgeschichte, oder mit einer spirituellen Welt, die mit der Erlebniswelt der Träumenden verbunden ist. Sie zu *verstehen*, sie *deuten* zu können, erfordert meist eine individuelle Übersetzungsarbeit, bei der Psychotherapie gute Hilfe leisten kann.

Ob und welche Folgen und Auswirkungen unsere Träume haben, liegt in der Freiheit der Träumenden, allerdings auch bedingt durch die Dynamik und Dramatik der Träume und wie sie emotional erlebt und von uns bewertet und gedeutet werden. Das kann Thema einer psychotherapeutischen Bearbeitung von Träumen sein.

Das Unterbewusstsein

Das Unterbewusstsein ist in seiner Gesamtheit ein großer Bereich in der Seele, weit mehr als nur das Traumbewusstsein. Es ist eine wichtige Qualität des menschlichen Bewusstseins insgesamt. Es ist in sich gegliedert in die drei Bereiche des organischen, des eigentlich seelischen und eines spirituellen Unterbewusstseins. Dieser letzte Bereich wird manchmal auch als „Überbewusstsein“ bezeichnet. Ich möchte als Überbewusstsein nur das bezeichnen, was der Mensch sich wachbewusst und willentlich als eine Steigerung seines normalen Wachbewusstseins erarbeiten und gewinnen kann.

Von einem Traumbewusstsein, auch von einem visionären, ist es noch ein großer Schritt zu einem „höheren Bewusstsein“ in spirituellem Sinn. Rudolf Steiner beschreibt den Unterschied mit folgenden Worten: „Das tägliche Bewusstsein kennt ja jeder Mensch: es ist das wache Tagesbewusstsein, durch das er denkt, fühlt und will, von dem er gewohnt ist zu wissen seit dem Bewusstwerden seiner selbst in seiner Kindheit, von welchem Augenblicke an er bis zum Tode gleichsam ein bewusstes Seelenleben führt. Wenigstens bei den meisten Menschen ist es so. Hinter diesem tagwachen Bewusstsein liegt eine andere Schicht des Bewusstseins. In diesem anderen sind für das alltägliche Erleben die Träume darinnen. Daher können wir sagen: es ist dieses das Traumbewusstsein. – Aber wir haben auch gesehen, es ist nicht bloß das Traumbewusstsein. Traumbewusstsein wird es nur dadurch, dass wir vom täglichen Bewusstsein dasjenige hineintragen, was wir in diesem täglichen Bewusstsein erleben. Wenn wir das nicht tun, wenn wir es von diesen Erlebnissen leer machen, dann können aus den höheren Welten Erlebnisse in diese Region unseres Seelenlebens hinein kommen, Erlebnisse, welche eben wirklich auch in der uns umgebenden Welt da sind, von dem gewöhnlichen Bewusstsein aber nicht wahrgenommen werden können, auch in dem Traumbewusstsein nicht, weil aus diesem erst die Reminiszenz herausgetrieben werden müsste an das tägliche Leben, damit es leer wird, Platz geben kann diesen Erlebnissen."[14]

Das Traumbewusstsein ist nur ein Teil des Unterbewusstseins, der aus dem Schlaf auftaucht

14 Ebd., S. 52.

und in uns halbwegs zu einem wach-bewussten Erleben kommt.

Im Unterschied zum Unbewusstsein sind die Inhalte des Unterbewusstseins unter verschiedenen Umständen dem Wachbewusstsein zugänglich, also aus dem Unterbewusstsein ins Wachbewusstsein entweder aktiv heraufzuholen oder sie tauchen von selbst, spontan ins Wachbewusstsein auf.

Das Schlaf- oder Unbewusstsein ist dagegen einem wachen Erleben unzugänglich, sein Geschehen bleibt unbewusst, kann nicht erweckt und nicht erinnert werden.

5.
Schlafen – Schlafbewusstsein – das Unbewusstsein

> „So wie die Nacht eine Zeit des kosmischen Rhythmus und der Schlaf eine Zeit des biologischen Rhythmus figuriert, genauso komponiert der Schlaf in sich den Rhythmus, in dem sich seine tiefe Natur widerspiegelt."[15]
>
> Jean-Luc Nancy 1940–2021

Über das Schlaf- oder Unbewusstsein zu denken und zu sprechen ist offensichtlich eine noch größere Herausforderung, als es das Traum- bzw. Unterbewusstsein bereits war. Denn haben wir vom Traum- bzw. Unterbewusstsein immerhin verschiedene Hinweise in Form von Erinnerungen, Einfällen, Fehlleistungen, Träumen oder Ahnungen, so fehlen solche inhaltlichen Hinweise auf das Unbewusstsein. Wie können wir uns ein Unbewusstsein begründet erschlie-

---

15 J.-L. Nancy: Vom Schlaf. Diaphanes Verlag: Zürich/Berlin 2013, S. 43.

ßen, wenn wir doch nichts davon im Wachbewusstsein wissen?

Wir schlafen ca. ein Drittel unserer Lebenszeit, ca. ein Fünftel davon träumen wir. Während ein Säugling ungefähr sechzehn Stunden am Tag schläft, sind es beim alten Menschen noch durchschnittlich sieben Stunden. Die Schlafzeit nimmt im Laufe des Lebens ab – mit zunehmendem Lebensalter sind wir länger im Wachbewusstsein.

Der Schlaf ist die Phase unserer Lebenszeit, von der wir am wenigsten berichten können – weil wir diese Zeit eben „verschlafen". So scheint es für das Tagesbewusstsein, weil wir keine Erinnerungen an das Geschehen im Schlaf haben.

Aber es ist offensichtlich, dass wir den Schlaf brauchen. Das bemerken wir alle sehr schnell (und es zeigen auch viele Experimente und wissenschaftliche Beobachtungen), wenn wir darauf achten, welche Folgen eine längere Schlaflosigkeit für den Menschen hat.

Schlafen müssen wir in jedem Lebensalter. Schlaf ist lebensnotwendig; aber warum? Was gewinnen wir durch unseren Schlaf – und die sich darin ereignenden Träume?

Warum wir den Schlaf brauchen und was wir durch ihn gewinnen lässt sich nur feststellen, wenn wir eine oder mehrere Nächte *nicht* schlafen. Denn abgesehen von einigen elektrophysiologischen und biochemischen Messungen während des Schlafens, wissen wir ja nicht, was sich dabei seelisch oder geistig ereignet, weil es ohne unser Wachbewusstsein geschieht. Eben im Schlaf- oder Unbewusstsein, das doch auch eine Qualität unseres menschlichen Bewusstseins ist.

Zum Schlaf – die Zeitgestalt des Schlafs

Aus Forschungen und Beobachtungen von Menschen nach experimentellem Schlafentzug wissen wir (ebenso nach krankheitsbedingter Schlaflosigkeit), welche Folgen auftreten, wenn Schlaf eine oder mehrere Nächte ganz fehlt; dazu später mehr. Zunächst zur Zeitgestalt und Architektur des Schlafs.

Schlafarchitektur, Schlafphasen und Schlafstadien

Der menschliche Schlaf hat eine klare Architektur. Das bedeutet, die verschiedenen Schlafstadien, die wir allnächtlich durchmachen, bilden in einer festen Reihenfolge eine Schlafphase und die Gesamtheit der Schlafphasen in einer Nacht – wovon es während eines normalen Schlafs mindestens vier bis maximal sieben gibt – bilden die Architektur des Schlafs, die in sich rhythmisch aufgebaut ist.

Die Schlafstadien werden nach den Ergebnissen der modernen Schlafforschung folgendermaßen eingeteilt:

Schlafstadium N1: leichter Schlaf, Einschlafen, Dämmerschlaf, auch transitorisches Stadium genannt. Herabdämmern des Wachbewusstseins. Verlangsamung von Herzaktion, Atmung und Absinken des Blutdrucks. Der Anteil an der Gesamtschlafdauer beträgt ca. fünf Prozent.

Schlafstadium N2: mitteltiefes Schlafstadium, in diesem Stadium befinden wir uns die längste Zeit während des Schlafs. Die Muskelspannung nimmt ab; keine Augenbewegungen, Körperbewegungen sind möglich, d. h. Änderungen der Schlafposition kommen vor. Anteil an der Gesamtschlafdauer ca. 45–55 Prozent.

Schlafstadium N3: tiefer Schlaf, Muskeltonus nimmt weiter ab, keine Augenbewegungen, Körperbewegungen sind möglich; sie sind aber umso seltener, je tiefer der Schlaf ist. Besonders wichtig ist dieses Schlafstadium wegen der Konsolidierung des *expliziten Gedächtnisses*, wodurch wir unsere Wissensinhalte, also am Tag Erlebtes oder Gelerntes, einprägen und in Erinnerung behalten können. Für uns unwichtige Bewusstseins-Inhalte werden in diesem Schlafstadium (unbewusst) gelöscht.

Auf das Schlafstadium N3 entfallen ca. 20–25 Prozent des Gesamtschlafs, je nach Lebensalter.

Die Stadien N1 und N2 machen bei gesunden Erwachsenen mittleren Alters ca. 55–70 Prozent der Gesamtschlafzeit aus; der REM, bzw. Traumschlaf ca. 20–25 Prozent, je nach Lebensalter. Der Wachanteil pro Nacht wird normalerweise mit weniger als fünf Prozent angegeben. Die Schlafforschung vermutet, dass während der gesamten Nacht geträumt werden kann, allerdings in unterschiedlichen Qualitäten: Träume in der Einschlafphase sind vermutlich Fortsetzungen der Gedanken oder Stimmungen vor dem Einschlafen. Sie werden in der Regel vergessen. Sogenannte Non-REM-Träume in den Schlafstadien N2 und N3 sind kürzer, mehr gedanklich und weniger bildhaft sowie weniger intensiv als REM-Träume, sie werden meist nicht erinnert. Die REM-Träume sind intensiv, bildhaft und dynamisch-dramatisch und werden oft erinnert. Luzide Träume, mit dem Bewusstsein während des Träumens, dass man gerade träumt, kommen als REM-Träume vor.

REM-Schlafstadium

Der Traumschlaf: typisch sind die jetzt auftretenden raschen Augenbewegungen, die dem Stadium seinen Namengeben: REM = Rapid Eye Movements. Der Muskeltonus der Gliedmaßen wird vollkommen schlaff, („wie gelähmt") keine Körperbewegungen mehr in diesem Stadium. Dafür lebendiges, bildhaftes Traumerleben, das erinnert werden kann. Unruhige Atmungs- und Herzfrequenz, erhöhter Blutdruck. In diesem Stadium findet die wichtige Stärkung des *prozeduralen Gedächtnisses* statt, wodurch wir uns praktische Fertigkeiten aneignen, die wir im Wachen dann „wie automatisch" ausführen können. Im REM-Schlaf wird das Gehirn stärker durchblutet als im Wachzustand; es scheint also eine besondere Bedeutung zu haben für die Regeneration des Zentralnervensystems und seine psychischen und mentalen Fähigkeiten im Tageswachbewusstsein. Auch wenn wir es nicht bewusst bemerken, so scheinen wir vor oder nach dem REM-Schlafstadium kurz aufzuwachen, für nur wenige Sekunden, wie es EEG-Untersuchungen mit kurzzeitigen Alpha- Wellen, die für den Wachzustand charakteristisch sind, zeigen.

Der REM-oder Traum-Schlaf macht ca. 18-22 % des Nachtschlafs aus, je nach Lebensalter.

Die Schlafstadien N1 bis N3 werden auch als Non-REM-Schlaf bezeichnet.

Im Verlauf einer Nacht werden die Tiefschlafphasen (N3) kürzer, die REM/Traum-Schlafphasen länger.

Jedes Schlafstadium ist wichtig für die Regeneration von Körper und Seele des Menschen.

Ein gesunder erwachsener Mensch durchläuft pro Nacht vier bis sieben Schlafphasen (oder Schlafzyklen) von je 90–110 Minuten. Bei Säuglingen sind die Schlafphasen mit 50–60 Minuten wesentlich kürzer. Der Tiefschlaf bildet sich erst ab dem dritten Lebensmonat aus. Bei jungen Schulkindern dauert eine Schlafphase 60–70 Minuten. Bemerkenswert sind die Veränderungen des REM-Schlafanteils: bei Säuglingen ist er bei 50 Prozent und sinkt dann rasch im Laufe des Lebens ab, so dass bereits vierjährige Kinder nur noch einen Anteil von gut 20 Prozent haben, ohne wesentliche Änderungen in den weiteren Jahren (zwischen 20 und 40 Jahren sind es 22 Prozent, später zwischen 40 und 60 sind es noch 21 Prozent und ab 60 Jahren sind es nur noch 17,5 Prozent REM-Schlafanteil).

Für einen gesunden Schlaf müssen es mindestens vier Schlafzyklen (Schlafphasen) pro Nacht sein, in denen immer die drei plus eins Schlafstadien durchlaufen werden.

Dies ist die gesunde Zeitgestalt des Schlafs, unabhängig von der Schlafdauer.

Schlafen wir deutlich länger als ca. acht Stunden, so können es wie gesagt fünf bis sieben Zyklen sein. Schlafen wir geplant oder aus inneren organischen oder psychischen Gründen kürzer, so verkürzen sich die einzelnen Schlafstadien deutlich, so dass dennoch vier Schlafphasen erreicht werden und unsere Schlafarchitektur bestehen bleiben kann. Wir können sagen: das Schlafbewusstsein „weiß“ unbewusst wie viel Zeit es in dieser Nacht bekommt und richtet sich somit der Dauer der Schlafstadien darauf ein, sodass die Schlafarchitektur nicht gestört wird. Nur ganz unvorhersehbare Störungen und Verkürzungen des Schlafs unterbrechen die Schlafarchitektur, so dass es zu psychischen Störungen im Wachbewusstsein kommt.

Folgen von Schlaflosigkeit oder Schlafentzug

Kein Mensch kann ununterbrochen wach sein. Bei länger anhaltender vollkommener Schlaflosigkeit treten bereits ab der zweiten schlaflosen Nacht deutliche Beeinträchtigungen auf: gestörte Befindlichkeit, Reizbarkeit, Stimmungslabilität, launisch und emotional labil und wechselhaft, sowie verminderte Leistungsfähigkeit infolge Aufmerksamkeits- und Konzentrationsverminderung, sowie Einschränkung der Merkfähigkeit. Ab der dritten schlaflosen Nacht können bereits akustische und optische Halluzinationen auftreten. Ab der fünften Nacht kann es zu Wahnvorstellungen und (nachts) zu Desorientiertheit kommen. Bei längerer totaler Schlaflosigkeit können tagsüber sog. *Mikroschlafperioden* auftreten, die von den Betreffenden nicht als solche bemerkt werden. Neben diesen schwerwiegenden psychischen Störungen sind die körperlichen Beeinträchtigungen vergleichsweise gering. Das bedeutet, physiologisch wird Schlafentzug besser vertragen als psychisch. Die körperlichen Beschwerden nach längerem Schlafentzug (nicht nach einmaligem, zum Beispiel therapeutischem Schlafentzug im Rahmen einer Depressionsbehandlung) können sich in brennenden Augen, schweren Lidern und Doppeltsehen äußern, wie auch in Unregelmäßigkeiten von Herzschlag und Atmung zeigen, in hormonellen Störungen, Blutdruckschwankungen und Veränderungen in der Körpertemperatur. Das alles ist aber bei weitem nicht so gravierend, wie die seelisch-geistigen Veränderungen, bei denen das Wachbewusstsein massiv gestört ist: angefangen vom bloßen Wachsein, über Aufmerksamkeit, Konzentration, Merkfähigkeit, Orientierung, klare Wahrnehmungsfähigkeit und Denkvermögen, Entscheidungsfähigkeit, gravierende Beeinträchtigung der Stimmungen und Gefühle, bis zu Suizidgedanken, die nach längerem Schlafentzug (einige Tage ununterbrochen) auftreten können.

Wenn wir uns fragen, warum wir unseren Nachtschlaf brauchen, so ist eine Antwort klar: um ein gesundes Wachbewusstsein am Tag haben zu können. Schlaf ist aber nicht nur Erholung und Regeneration für den Körper und die Organe, sowie für die Seele und die seelisch-geistigen Fähigkeiten, einschließlich des Gedächtnisses, sondern in erster Linie Vorbereitung und Ermöglichung eines der Welt und dem eigenen Selbst (Ich) gegenüber angemessenen Wachbewusstseins. Der Schlaf erweist sich für den Menschen als ein körperlicher und seelisch-geistiger, regenerativer und integrativer Prozess von absoluter Notwendigkeit für ein gesundes Leben.

Die beschriebene Zeitgestalt des Schlafs, die Architektur und rhythmische Gliederung des Schlafs und die Bedeutung des Schlafs für ein gesundes Wachbewusstsein und für unser gesundes körperliches, seelisches und geistiges Leben, lässt sich mit der Beschreibung vom Schlaf als einer *Bewusstseins-Lücke*, als eines *passiven Erholungszustands* oder eines *nur unbewussten und unkontrollierbaren und unproduktiven Zustands* nicht befriedigend erklären. Es ist offensichtlich, dass der Schlaf, das Schlafbewusstsein ein aktiv von unserem Organismus herbeigeführter, notwendiger, klar geordneter, sinnvoller und lebenserhaltender Vorgang ist, in dem sich mehr und sinnvolleres Geistiges ereignet, als wir uns in unserem Wachbewusstsein vorstellen können. Das Schlafbewusstsein ist ein geistiges Bewusstsein das unsere normalen physischen Wahrnehmungs- Vorstellungs- und Denkmöglichkeiten weit übersteigt. Der Schlaf ist und bleibt (vorerst) ein Geheimnis des menschlichen Daseins und Bewusst-Seins.

6. Störungen des Tageswachbewusstseins – Bewusstseinsarten und Bewusstseinsstörungen

Neben den drei beschriebenen Bewusstseinsstufen des Wachens, des Träumens und des Schlafens können wir in allen drei auch ungewöhnliche und pathologische Bewusstseinszustände unterscheiden. Für das Wachbewusstsein sind es die folgenden Varianten, die wir in Bezug auf *Wachheit (Vigilanz)* und *Klarheit (Helligkeit, Luzidität)* unterscheiden können.

I. Als *normale Stufen der Klarheit des Wachbewusstseins (Bewusstseinshelligkeit, Luzidität)* werden unterschieden: ein erstes, undeutliches, diffuses, ahnungsvolles und sprachlich nicht mitteilbares Bewusstsein, von einer zweiten (alltäglichen) Stufe mit wacher Aufmerksamkeit und bewusstem Wahrnehmen und der Möglichkeit zur Konzentration, von einer dritten Stufe eines reflektierten (selbstbewussten) Wahrnehmens und Erkennens mit der Möglichkeit Bezüge und Sinnzusammenhänge zu erkennen.

II. Als *pathologische Abweichungen der Wachheit des Bewusstseins* werden Störungen der Vigilanz (d.h. der Wachheit) beschrieben. Als solche kennen wir die *Benommenheit* im Sinne einer nur leichten Einschränkung der Wachheit; weiterhin die *Somnolenz*, als Schläfrigkeit mit einer deutlichen Beeinträchtigung der Wachheit; und schließlich den *Sopor* als einen pathologischen Tiefschlafzustand, aus dem die Betreffenden nur schwer erweckbar sind. Dieser Zustand ist Ausdruck einer Hirnfunktionsstörung. Noch schwerer ist der Zustand des *Komas*: eine tiefe Bewusstlosigkeit aus der der Mensch nicht erweckbar ist.

III. Als *Störungen von Bewusstseins-Wachheit und Klarheit* kennen wir wiederum vier pathologische Bilder:

1. Den *Dämmerzustand* mit einer Einengung des Bewusstseinsfeldes auf ausschließlich inneres Erleben unter Ausschaltung und Vermeidung von Wahrnehmungen der Außenwelt, oft mit illusionärer Verkennung.

2. Das sogenannte *Oneiroid*, ein traumartig verwirrter, desorientierter Zustand mit starker

emotionaler Bewegung und einer Verworrenheit im Denken; tritt meist in Zusammenhang mit schizophrenen oder epileptischen Krankheitsbildern auf.

3. Das *Delirium*, eine schwere Bewusstseinstrübung mit Störung von Wachheit und Klarheit des Bewusstseins, mit einer gesteigerten psychomotorischen Unruhe, geht meist auch mit Desorientierung und Denkverworrenheit einher.

4. Schließlich können auch noch vorübergehende *inhaltliche Einengungen* des Bewusstseins unterschieden werden: Dabei hat das Wachbewusstsein in Wahrnehmen, Denken, Fühlen und Wollen eine starke Einengung auf bestimmte innere Erlebnisinhalte und reagiert kaum oder nur vermindert auf Wahrnehmungen und Reize der Außenwelt. Dies entspricht auch dem epileptischen Dämmerzustand (vgl. Oneiroid); außerdem auch zu finden nach Schädel-Hirn-Trauma, pathologischem Rausch, Hirndurchblutungsstörungen, aber auch vorübergehend bei Schreck, Schock und Panik.

Weiterhin können auch normale und pathologische inhaltliche und qualitative *Erweiterungen des Bewusstseins* beobachtet und unterschieden werden: Dabei erleben die Betreffenden ein gesteigertes Gefühl von erweiterter Wahrnehmung, von hellerem und wacherem Bewusstsein, von reicherer Auffassung und neuem, erweitertem Sinn-Horizont, mit ungewohnter Zentrierung auf Themen, die den Alltag übersteigen, mit der Qualität eines (mindestens so erlebten und gedeuteten) transzendenten Bewusstseins.

Solche Bewusstseinserweiterungen können in verschiedenen Zusammenhängen vorkommen: so einerseits mit bemerkbarer Pathologie im Rahmen von schizophrenen Psychosen; unter Einnahme von halluzinogenen Drogen und Stimulantien; diese Zustände überkommen die betreffenden Personen, die dabei ihre Kontrolle weitgehend verloren haben.

Ganz anders ist es bei meditativen Übungen, die zu einem bewusst angestrebten erweiterten Bewusstsein führen können, bei voller Klarheit und Kontrolle sowohl des Wachbewusstseins als auch des Verhaltens.

Im Rahmen von meditativen Übungen zu erlangenden erweiterten Bewusstseinsmöglichkeiten schildert Rudolf Steiner vor allem in drei Stufen eines *höheren Erkennens:* die *imaginative*, die *inspirative* und die *intuitive* Wahrnehmung und Erkenntnis.

7.
Störungen des Traumbewusstseins – Variationen des Traumlebens

Unser Traumbewusstsein ist quantitativ, qualitativ und inhaltlich so verschieden von unserem Wachbewusstsein und seine Regeln oder „Gesetze“ sind uns so unbekannt, dass wir kaum von einem „normalen“ und einem „pathologischen“ Traumbewusstsein sprechen können. Wir wissen nicht, wie ein „normaler“ Traum ist im Unterschied zu einem „nicht-normalen“; wir kennen beispielsweise angenehme, freundliche, dramatische, unangenehme, verwirrende, beängstigende und erschreckende Träume. Die unangenehmsten, erschreckendsten Träume nennen wir Alpträume. Jeder Mensch kennt wohl solche Alpträume aus eigener Erfahrung.

Das Traumbewusstsein folgt nicht den Gesetzen von Raum und Zeit, nicht den Regeln von Moral und Unmoral, und wohl auch nicht unseren Gesetzen von Kausalität. Deshalb müssen Träume nicht gesetzlos oder regellos sein – aber wir kennen die Gesetze oder Regeln nicht.

In unseren Träumen scheint uns (fast) alles möglich; damit übersteigt es unser logisches Denkvermögen und Verständnis. Wir sind besser beraten, wenn wir uns den Träumen mit bildhaftem, lebendigem, dynamischem Verständnis annähern, wenn wir uns auf ihre Bilder und ihre Dynamik als einem emotionalen und nicht als einem gedanklich-rationalen Geschehen einlassen.

Wenn wir beim Traumleben die Kriterien von „normal“ und „unnormal“, von physiologisch und pathologisch nicht anwenden können, so können wir die Kriterien von angenehm oder unangenehm, ohne Leidenserleben oder mit Leidenserleben anwenden.

Unangenehme Träume, die noch keinen beängstigenden oder erschreckenden Charakter haben, aber dennoch unerfreulich sind und die wir als Träumende nicht schätzen und nicht gerne träumen, können unter Umständen wiederholt auftreten und uns durch die Wiederholung sehr lästig werden.

Daneben gibt es die mit Angst und Schrecken einhergehenden Träume, die *Alpträume*, die für alle Träumenden sehr belastend sind. Sie können aus uns unbekannter Ursache auftreten, in Zusammenhang mit ungelösten Problemen, bei Erkrankungen oder durch Einnahme von Medikamenten (wie zum Beispiel manche Psychopharmaka).

Als dritte Variante belastender Träume nenne ich die besonders unangenehme Kombination von *sich wiederholenden Alpträumen*. Zu ihrer Bewältigung bzw. Therapie siehe im neunten Kapitel.

8. Störungen des Schlafbewusstseins – Schlafstörungen oder gestörter Schlaf?

Das Thema ist groß, weit verbreitet und unscharf begrenzt. Deshalb kann eine Definition eventuell helfen: einen gestörten Schlaf, wenn man einmal oder auch mehrmals schlecht geschlafen hat (aus den verschiedensten Anlässen, Sorgen, Stress, Erkältung, Schmerzen o.a.) und sich morgens nicht ausgeschlafen, vielleicht „wie gerädert" fühlt, kennt jede/jeder; das ist normal und noch keine Schlafstörung im medizinischen Sinn. Eine solche wird definiert als eine Störung des Schlafs, wenn diese länger als einen Monat andauert, und zwar an mindestens drei Tagen bzw. Nächten pro Woche und sich auf die Lebensqualität am Tag negativ auswirkt, meist mit einer Beeinträchtigung des Wachseins (durch Müdigkeit), der Aufmerksamkeit und der Konzentration: Sei es bei der Arbeit, beim Lesen, Autofahren oder anderen Tätigkeiten. Sie reduziert die Befindlichkeit und geht eventuell mit gereizter Stimmung und Unausgeglichenheit einher.

Laut dem Deutschen Ärzteblatt vom Oktober 2023 leiden in Deutschland sechs Millionen Menschen an Schlafstörungen; weltweit sollen ca. zehn Prozent aller Menschen an Ein- oder Durchschlafstörungen leiden. Schlafstörungen werden nach ihrer Ätiologie unterschieden in *organische* und *nicht-organische* Schlafstörungen. Die *organischen* Schlafstörungen stehen in Zusammenhang mit körperlichen Erkrankungen, sind als deren Folge anzusehen. Dabei ist häufig das Einschlafen erheblich beeinträchtigt, z.B. bei Schmerzen. Die *nicht-organischen* Schlafstörungen haben folglich eine psychische Ursache.

Die internationale Klassifikation der Schlafstörungen (ICSD- 3) differenziert 6 Hauptgruppen von primären, nicht-organischen Schlafstörungen:

I – Dyssomnien: 1. *Insomnien* (Schlaflosigkeit); 2. *Hypersomnien* (übermäßige Schläfrigkeit am Tag, z.B. Narkolepsie); 3. *Störungen des Schlaf-Wach-Rhythmus* (d.h. die Schlafperiode richtet sich nicht nach den Tag-und Nacht-Zeiten, zum Beispiel sehr spätes Einschlafen in den frühen Morgenstunden und entsprechend sehr spätes Aufwachen gegen Mittag, das bei Bedarf zwar mit früherem Aufstehen, aber nicht mit früherem Einschlafen korrigiert werden kann.)

II – Parasomnien: 4. *Schlafwandeln; 5. Pavor nocturnus* (Nachtangst); 6. *Alpträume.*

Dazu kommen noch einige Untergruppen, wie z.B. das obstruktive Schlafapnoesyndrom, das Restless-Legs-Syndrom, Schnarchen, Bruxismus (Zähneknirschen) und Sprechen im Schlaf.

Bei den Insomnien werden Ein- und Durchschlafstörungen unterschieden, sowie das Früherwachen, ohne wieder einschlafen zu können, wie es bei manchen Depressionen typisch ist.

Zu den Insomnien:

Als Ursachen für die *nicht-organischen Insomnien* kommen in erster Linie seelische Probleme, Konflikte, Krisen, Stress und psychische Erkrankungen wie Ängste, Depressionen, Psychosen und Traumafolgestörungen und Demenz in Betracht. Bei seelischen Problemen, Sorgen und Stress ist meist das Einschlafen schwierig, es kann aber auch zu nächtlichem Erwachen, auch mit Ängsten und Unruhe, kommen.

Mehr als die Hälfte aller Schlafstörungen sind Vorboten oder Begleitsymptome von seelischen Erkrankungen. Besonders häufig sind Patient:innen mit depressiven Erkrankungen betroffen, sowohl mit Ein- oder Durchschlafstörungen als auch mit dem typischen Früherwachen und dann schlaflos bleiben. Bei Angsterkrankungen ist meist das Einschlafen gestört. Bei Missbrauch von Alkohol oder Drogen kommt es meist zu schweren Durchschlafstörungen. Bei Demenzerkrankungen ist der Schlaf-Wach-Rhythmus gestört, so dass es fast zu einer Umkehr kommt, mit nächtlichem Wachliegen und tagsüber starker Schläfrigkeit.

Bei aller Verschiedenheit der Schlafstörungen ist ihnen doch gemeinsam, dass das Schlafbewusstsein und die Schlafarchitektur mit seiner rhythmischen Gliederung in Unordnung geraten sind. Das Schlafbewusstsein kann in seinen der Schlafarchitektur folgenden verschiedenen Phasen nicht in angemessener Weise stattfinden und sich entfalten und somit können die für Erholung, Regeneration und Gedächtniskonsolidierung sowie für das aufmerksame Tageswachbewusstsein notwendigen Vorbereitungen bzw. Vorbedingungen nicht eintreten, mit den Folgen einer – je nach Dauer der Schlafstörung – gravierenden Beeinträchtigung des Wachbewusstseins und aller psychischen und mentalen Fähigkeiten, sowie der seelischen Gesundheit.

Schlafstörungen sind dadurch charakterisiert, dass das Verhältnis zwischen Seele und Leib, das sich im Schlafbewusstsein durch eine reversibel lose Verbindung ohne Kontakt mit der Umwelt (keine Sinneswahrnehmungen, kaum Körperbewegungen der Gliedmaßen, bei gleichzeitigen Aufbauprozessen der inneren Organe) auszeichnet, in dem Sinne verändert erscheint, dass die Verbindung zwischen Seele und Leib punktuell und vorübergehend „zur falschen Zeit" wieder enger wird. Daraus folgen motorische oder sensorische Aktivitäten (wie beispielsweise Sehen, Hören, Augenbewegungen, Sprechen, Zähneknirschen, Schlafwandeln, unruhige Körperbewegungen) – und das alles ohne Wiedereintritt des Wachbewusstseins. Das bedeutet, die Seele greift einerseits „zur falschen Zeit", im Schlaf ein, andererseits auch „am falschen Ort", an unangemessenen Stellen des Körpers und führt dort zu Aktionen, die mit dem Schlaf nicht in Einklang sind. Entsprechend sprechen wir von Schlaf-Störungen.

9.
Einige präventive und therapeutische Empfehlungen bei Schlaf-, Traum- und Wachstörungen[16]

Vorbemerkung

Generell ist bei Schlaf-, Traum- und Wachstörungen zu bedenken, dass es sich bei Wachen und Schlafen um ein rhythmisches Geschehen von Ich und Seele im Tagesablauf handelt, mit rhythmischen „Einsprengseln“ in Form von Träumen während des Schlafes. Das bedeutet, die Varianten des Bewusstseins – Wachen, Träumen und Schlafen – bedingen sich wechselseitig, sie hän-

16 Vgl. hierzu: Der Merkurstab, Heft 1/2017 darin die Artikel von V. Fintelmann, S. 18–25, M. Girke, S. 4–12, W. Rißmann, S. 26–33, M. Kröz/D. Pranga/R. Zerm, S. 13–17, und A. Sterner, S. 34–41. Und: V. Fintelmann: Schlaf und Schlafstörungen. Ein Problem unserer Zivilisation. Therapie und Prophylaxe. Stuttgart 1999; sowie: R. Treichler: Schlafen und Wachen. Vom rhythmischen Leben des Ich. Verlag Freies Geistesleben: Stuttgart 1985.

gen voneinander ab und bilden im gesunden Leben eine Ganzheit mit einer rhythmischen Gestalt. Deshalb ist bei einem gestörten Schlaf, beziehungsweise einer Schlafstörung die erste Frage, wie ist die Zeit des Wachens, welchen Aktivitäten gehen die Betreffenden im Wachen nach und wie sieht ihr tageszeitlicher Rhythmus von Wachen und Schlafen aus. Erst wenn diese Fragen geklärt sind, kann an eine weitere Diagnose der Schlafstörung gedacht und diese bei Bedarf angemessen durch entsprechende Maßnahmen kuriert werden. Dabei gilt es, die unterschiedlichen Qualitäten von Wachen und Schlafen zu berücksichtigen, und ob eine Ein- oder eine Durchschlaf- oder eine Aufwachstörung vorliegt, oder ein ungewöhnliches Traumerleben.

Bei dem Verdacht auf eine Schlafstörung sollten einige Fragen geklärt werden: Wie häufig ist der Nachtschlaf gestört? Einige Male im Monat, oder mindestens die Hälfte aller Nächte und das länger als vier Wochen anhaltend?

Im ersten Fall sollte man sich keine großen Sorgen machen, keine Medikamente einnehmen, sondern nach seelischen Belastungen, ungelösten Konflikten oder Problemen forschen und den eigenen Lebensstil kritisch überprüfen, ob hier unnötige Beeinträchtigungen für den Schlaf-Wach-

Rhythmus vorliegen, und diese dann entsprechend ändern. Im zweiten Fall ist möglicherweise eine bisher nicht erkannte seelische Erkrankung die Ursache für eine länger andauernde Schlafstörung. Nahezu alle psychischen Erkrankungen verursachen auch Schlafstörungen, die manchmal zu stärkerem Leiden führen als die eigentlichen Krankheitssymptome. Schlaflosigkeit verstärkt die Symptome einer seelischen Erkrankung, die Erkrankung steigert die Schlafstörung: ein sich wechselseitig negativ beeinflussender Kreislauf. Deshalb ist es immer richtig, bei der Behandlung einer seelischen Erkrankung auch auf eine Besserung des Schlafs zu achten.

Die häufigsten Ursachen für gestörten Schlaf oder eine Schlaf- oder Aufwachstörung liegen im Seelischen: Seelische Probleme, Konflikte oder Sorgen führen meist zu Einschlafstörungen. Seelische Erkrankungen können sehr häufig zu Ein- und Durchschlaf, sowie zu Aufwachstörungen führen; hier ist eine psychiatrische Diagnosestellung erforderlich. Körperliche Erkrankungen können auch zu Schlafstörungen führen, meistens infolge von Schmerzen, deren Ursache natürlich primär zu behandeln ist.

Vor jeder medikamentösen Behandlung von Schlafstörungen sollte eine klare Diagnose stehen. Leib und Seele „holen“ sich normalerweise ihren Schlaf den sie brauchen – und auch aus einer gelegentlichen schlaflosen Nacht kann ein seelischer Gewinn zu ziehen sein: Im Wachen die nächtliche Ruhe im Bett genießen; zum Beispiel in Ruhe über Dinge nachdenken, wozu tagsüber keine Zeit war; man kann nachts ganz andere, kreative Gedanken entwickeln, zu neuen Einsichten oder Erkenntnissen kommen. Es ist sogar möglich auf diese Weise Hilfen für wichtige Entscheidungen zu finden, wenn man sich entspannt, ohne sich zu etwas zu zwingen, und ohne in dieser Situation schlafen zu wollen – sich ganz auf die positiven Gedanken einlässt, die man sich selbst aussucht und die dann am Tag auf ihre Lebenstauglichkeit überprüft werden können. Ich nenne meine gelegentlichen schlaflosen Nächte einfach „Wachchancen“, und sie ärgern mich nicht, sondern ich ziehe immer einen Erkenntnisgewinn daraus. Das ist eine Frage der inneren Haltung.

I. Allgemeine Empfehlungen

Schlaf ist der rhythmische Ausgleich für das Tageswachbewusstsein – wie wir uns für den Tag zurechtmachen, uns vorbereiten für die kommenden Aufgaben und Tätigkeiten, so sollten wir uns auch für den Schlaf vorbereiten: körperlich und seelisch-geistig. Es empfiehlt sich, den Tag ausklingen zu lassen; die Aktivitäten zur Ruhe kommen zu lassen, die Gedanken und Seeleninhalte des Tageserlebens bewusst abschließen und sich davon für die Nacht zu distanzieren: „Morgen ist ein neuer Tag, da gehe ich das Thema mit neuer Kraft und Frische an; jetzt habe ich meine Erholungspause und andere seelisch-geistigen Inhalte verdient."

Keine schweren Mahlzeiten vor dem Schlafengehen; kein Alkohol! (Alkohol kann zwar vorübergehend müde machen, führt aber zu Durchschlafstörung, reduziertem REM-Schlaf, verkürztem Tiefschlaf und weiteren pathologischen Folgen); keine aufregenden Filme, Bücher, Textnachrichten oder Gespräche und keine körperliche Anstrengung, die zwar auch müde macht, aber das Durchschlafen erschwert. Bewegung, Training oder Sport sind gut, aber nicht unmittelbar vor dem Zubettgehen.

Im Schlafzimmer nach Möglichkeit keine eingeschalteten elektronischen Geräte (Smartphone, Laptop) die Nachrichten empfangen könnten. Die Umgebung sollte für einen gesunden Schlaf so reizarm wie möglich sein. Auch was wir im Schlaf nicht bewusst erleben, kann unterbewusst zu Stress und seelischer Belastung mit negativen Folgen führen.

Unmittelbar vor dem Einschlafen ist es hilfreich, sich selbst gewählte schöne und positive Bilder oder Gedanken zu machen.

II. Psychotherapeutische Empfehlungen

Den Tag bewusst ausklingen und zur Ruhe kommen lassen. Das kann mit beruhigender Musik gelingen, oder mit gedanklicher Besinnung, Gedichten, Sprüchen, Gebeten oder Meditationen.

Eine besonders hilfreiche Übung ist die Ruhemeditation von Rudolf Steiner:

Ich trage Ruhe in mir,
ich trage in mir selbst
die Kräfte die mich stärken.
Ich will mich erfüllen

mit dieser Kräfte Wärme.
Ich will mich durchdringen
mit meines Willens Macht.
Und fühlen will ich,
wie Ruhe sich ergießt
durch all mein Sein,
wenn ich mich stärke,
die Ruhe als Kraft in mir zu finden
durch meines Strebens Macht.[17]

Bewährt hat sich als Besinnung zum Tagesabschluss die abendliche *Rückschau-Übung*: den Tag vom Abend an rückwärts bis zum Morgen nacherleben: „Am Abend vor dem Einschlafen hat man eine kurze Rückschau darüber zu halten, was man am Tage erlebt hat. Es kommt dabei nicht auf Vollständigkeit an. […] Man soll von sich selbst lernen."[18]

Es ist eine Übung der Selbstreflexion, eine Form der Selbsterfahrung. Es empfiehlt sich folgende Durchführung:

---

17 R. Steiner: Anweisungen für eine esoterische Schulung. Rudolf Steiner Verlag: Dornach 2018.

18 R. Steiner: Seelenübungen Bd. I. Rudolf Steiner Verlag: Dornach 2001, S. 87.

Man kann sie stehend, nach dem Zähneputzen machen, sitzend, oder bereits im Bett liegend; wichtig ist eine aufmerksame Konzentration für einige Minuten. Man beginnt mit dem Moment, der unmittelbar vor dem Beginn der Übung war (Zähneputzen oder zu Bett gehen) und geht dann chronologisch zurück zu den verschiedenen Ereignissen und Erlebnissen des Tages. Diese schaut man als objektiver Betrachter an, wie in einem Film: Was ist gewesen? Dabei soll man sich nicht lange bei den einzelnen Ereignissen aufhalten. Es geht darum zu erkennen, *was* gewesen ist, und *wie man selbst* dabei gewesen ist. Daraus kann sich ergeben, dass man sich sagt: „Das nächste Mal werde ich es anders machen." Dabei soll kein Schuldgefühl aufkommen, vielmehr ein Entschluss für Veränderung des eigenen zukünftigen Verhaltens. „Wir sollen nicht besser gewesen sein wollen, sondern besser werden wollen"[19] heißt es mit den Worten Steiners. Diese tägliche Übung hilft dabei, besonne-

---

19 R. Steiner: Meditation. Rudolf Steiner Verlag: Dornach 2010, S.29. Diese und ähnliche Übungen sind auch ausführlich beschrieben in: Treichler M. Intuitive Psychiatrie, Psychosomatik und Psychotherapie. Salumed Verlag Berlin 2022, S. 321–334.

ner zu werden, offen für Veränderungen, in die Lage zu kommen, nicht immer wieder die gleichen alten Fehler zu wiederholen. Es ist eine Übung, sich über sich selbst klarer zu werden und für die Zukunft das eigene Leben mehr und mehr selbstbestimmt zu führen. Und es ist eine gute Übung, um zu einer inneren Ruhe und zum Einschlafen zu kommen.

Wer diese Übung nicht machen möchte, kann für einen bewussten Tagesabschluss auch vor dem Zubettgehen ein Gedicht oder Tagebuch schreiben und darin seine Besinnung und Bewertung von Erlebnissen niederschreiben und etwaige offene, noch ungelöste Themen formulieren und sich für den nächsten Tag eine weitere Bearbeitung vornehmen. Wenn es belastende Probleme, Konflikte oder Sorgen gibt, die einen am Einschlafen hindern könnten, so ist es hilfreich, sich die Bearbeitung der Probleme für den nächsten Tag konkret einzuplanen mit genauer Uhrzeit, wann man sich dem Problem gedanklich stellen möchte. Dies soll man selbstverständlich dann auch einhalten. Damit zeigt und entwickelt man Führungsstärke gegenüber Problemen des Lebens; – und gewinnt einen sorgenfreien Schlaf – oder eine sinnstiftende „Wachchance“ in der Nacht!

Bei Aufwachstörungen, oder wenn einen die erwarteten Sorgen des kommenden Tages nicht zur Ruhe kommen lassen, kann man nach der Rückschauübung oder dem Tagebuch schreiben daran denken, dass man sich am Morgen in guter Weise auf den Tag einstimmen wird. Das gelingt mit der *Tagesvorschau-Übung*, die man morgens durchführt: Diese Übung dient zur Planung und inneren Vorbereitung auf den Tag mit seinen erwartbaren Aufgaben und Ereignissen. Diese Vorschau bietet eine Hilfe bei der Priorisierung und Bewältigung der Tagesaufgaben und ist besonders geeignet für Menschen mit Ängsten und Sorgen, bei innerer Unruhe und Stress. Zur weiteren Unterstützung hilft ein Spruch[20], der sich an einem Gedicht von Rose Ausländer orientiert[21]:

„Gelassen atmet der Tag
Ich lasse meine Anspannung los
Gelassenheit kehrt in mich ein
Ich spüre meine Kraft für den Tag.“

---

20 Vgl. hierzu: M. Treichler: Intuitive Psychiatrie, Psychosomatik und Psychotherapie. Salumed Verlag Berlin 2022, S. 326.

21 R. Ausländer: Gelassen atmet der Tag. Gedichte. Fischer Taschenbuch Verlag: Frankfurt/Main 2011.

Bei wiederkehrenden Alpträumen hat es sich bei vielen Patient:innen sehr bewährt, die Methode der *luziden Träume* anzuwenden um diese belastenden Träume angemessen bewältigen zu können. Dies kann gelingen, indem man sich vorher bewusst darauf einstellt, dass der bestimmte Alptraum heute Nacht wiederkommen kann (oder sogar soll!) und man dann vorher genau bildhaft konkret weiß, wie der Traum dynamisch und lebendig in seinem bildhaften Geschehen so verändern werden soll, dass er gut verläuft, ohne Angst und Schrecken, dass man sich selbst als „Herr" des Geschehens zeigt. Ich habe damit während meiner psychotherapeutischen Tätigkeit vielen Patient:innen mit wiederkehrenden Alpträumen helfen können, sodass sie davon befreit waren. Man kann dies auch medikamentös mit Phosphor D 30, 5–10 Tropfen zur Nacht unterstützen.

In diesem Sinne möchte ich allerdings diese häufigen Varianten ungewöhnlichen und unangenehmen Traumerlebens nicht pathologisieren, obwohl die betroffenen Träumenden durchaus Hilfe zur Bewältigung des Traumerlebens bekommen sollen.

III. Medikamentöse Empfehlungen (Beispiele aus der therapeutischen Erfahrung, alle Angaben ohne Gewähr)

Vor jeder medikamentösen Behandlung gehört die klare Diagnose: gestörter Schlaf oder Schlafstörung? (vgl. Kap. 8); weiterhin die Klärung, ob die Schlafstörung im Rahmen einer seelischen oder körperlichen Erkrankung auftritt, oder in Zusammenhang mit seelischen Sorgen, Konflikten oder Problemen. Letztere gehören bearbeitet und gelöst, bei Bedarf mit professioneller Hilfe. Seelische und körperliche Krankheiten als Ursache der Schlafstörung sollen selbstverständlich ärztlich oder psychotherapeutisch behandelt werden.

Die Einnahme von Medikamenten bei vorübergehend gestörtem Schlaf ist unnötig. Bei Schlafstörungen, also wenn der Schlaf an mehr als drei Nächten pro Woche und länger als einen Monat gestört ist, so dass die Lebensqualität erheblich gemindert und die Leistungsfähigkeit am Tag deutlich reduziert ist durch Müdigkeit, Konzentrationsschwäche und Stimmungslabilität, können schlaffördernde Medikamente zeitlich begrenzt indiziert sein, wenn keine psychische Erkrankung zu behandeln ist.

Die Einnahme von Sedativa, Hypnotika oder Tranquilizern ist immer nur mit größter Vorsicht und ärztlicher Verordnung zu versuchen; sie führt nie zur Heilung, ist lediglich eine Symptombehandlung. Das kann mal vorübergehend sinnvoll sein; aber immer nur zeitlich befristet, maximal zwei Wochen, wegen des Risikos der Abhängigkeit. Neuroleptika und Antidepressiva machen dagegen nicht abhängig, haben aber möglicherweise andere Nebenwirkungen. Dagegen können pflanzliche und mineralische Medikament zur Unterstützung eines gesunden Schlafs ohne Risiko der Abhängigkeit eingenommen werden.

Einige ausgewählte Beispiele:

Bei Einschlafstörungen:

Avena comp. Globuli velati Wala: 10–20 Glob. Zum Schlafen, bei Ein- und Durchschlafstörung

Bryophyllum Argento Cultum D3 (oder Rh D3) Tropfen Weleda: 10–20 Trpf. Zur Nacht

Bryophyllum 50% Trituratio Weleda: 1–2 Msp. zum Schlafen, bei Unruhe und Erregung

Bryophyllum D5/Conchae D7 Amp. Weleda zur s. c. Injektion: bei Unruhe und Erregung

Calmedoron Globuli Weleda (ähnlich wie Avena comp.): 1–2-mal, 10–15 Glob. zum Schlafen bei Ein- und Durchschlafstörung

Conchae D10 Trituratio Weleda: ½ Teelöffel zum Einschlafen

Lasea Schwabe Kps. Lavendelölextrakt; eigentlich kein Schlafmittel; es wirkt beruhigend, angstlösend und ermöglicht wieder positive Gedanken zu gewinnen, dadurch fördert es das Einschlafen: 1 Kps. zum Schlafen

Phosphorus D24/Malva Trpf. Weleda: zum Einschlafen 10–20 Trpf.

Zincum Valerianicum (D4) Tropfen: bei nervöser Unruhe und Ängsten

Bei Durchschlafstörungen:

Hepatodoron Tbl. Weleda: 2–3 Tbl. zur Nacht langsam lutschen

Hepar/Magnesium D4 Amp. Weleda: speziell bei depressiver Erkrankung

Valdispert (125 mg.) Drg.: 1–2 Drg. zur Nacht

Bei Alpträumen:

Phosphor D30 Dil. Weleda: 5–10 Trpf. zum Schlafen

Ev. zusätzlich Lasea Schwabe: 1 Kps. zur Nacht

Bei Aufwachstörungen:

Equisetum arvense Silicea cultum Rh D3 Weleda Dil.: 5–7 T Trpf. beim Aufwachen

Phosphor D5 Dil. Weleda: 5 Trpf. morgens direkt beim Aufwachen im Bett, für 2 Wochen, dann absetzen, bzw. mehrere Wochen pausieren.

Äußere Anwendungen/Pflegetherapien:

- Lavendelbademilch: Lavendelfußbad – zur allgemeinen Beruhigung
- Lavendelöl 10%: Öldispersionsbad – zur allgemeinen Beruhigung
- Aurum/Lavandula comp. Creme Weleda: Herzauflage – zur Beruhigung bei Herzbeschwerden und Ängsten
- Oxalis Salbe: Auflage auf den Bauch, Sonnengeflecht – zur Beruhigung bei Ängsten und Krämpfen im Bauch
- Schafgarbentee: Leberwickel – bei Durchschlafstörung, bei depressiver Verstimmung
- Solum Öl Wala: Einreibung Leber-Bauch-Region – zur Beruhigung bei Verspannungen, Schmerzen, Unruhe
  Zur genauen Anwendung siehe: https://www.pflege-vademecum.de/schlafstörung → Anwendungsformen

10.
Sinn und Aufgaben der Variationen unseres Bewusst-Seins – Wofür wachen wir, warum träumen wir, weshalb schlafen wir? Eine Zusammenfassung

Die Fragen nach dem Grund und Sinn von Wachen, Träumen und Schlafen sind ungewöhnlich. Wir stellen uns diese Fragen normalerweise nicht; es scheint klar zu sein, wofür wir wachen, schwieriger wird es bei der Frage, warum wir träumen und vielleicht wieder etwas einfacher, weshalb wir schlafen. Aber vielleicht ist es doch reizvoll, sich diese Fragen einmal konkret zu stellen und naheliegende Antworten zusammenzufassen. Möglicherweise verstehen wir dann besser, warum es sich lohnt, die drei Varianten unseres Bewusstseins zu achten und auch gebührend zu pflegen.

Wir wachen, um die Welt um uns herum und uns selbst wahrnehmen und uns in der Welt orientieren zu können. Unser Wachbewusstsein ist in erster Linie ein weltoffenes Bewusstsein, das dem Wahrnehmen und Erkennen der physischen Welt dient. *Wachbewusstsein ist primär Außenweltbewusstsein.*

Unser Traumbewusstsein ist dagegen nicht an der konkreten physischen Welt interessiert, es ignoriert deren Gesetze und „spielt“ mit allen Möglichkeiten. Es öffnet sich unserer persönlichen – organischen und seelischen – Innenwelt, und es bildet und festigt unser Gedächtnis. *Traumbewusstsein ist Innenweltbewusstsein.*

Wir träumen, ob bei Tag oder bei Nacht, um eine Ahnung in Form von Bildern oder Geschichten von dem haben zu können, was wir nicht wissen, was aber möglich oder wünschenswert sein könnte.

Das Schlafbewusstsein verschleißt sich der Außenwelt und der Innenwelt – dagegen öffnet es sich ganz der überphysischen, geistigen Welt.

Schlafbewusstsein ist Geistweltbewusstsein.

Wir schlafen, um uns zu erholen, um uns physisch und psychisch zu regenerieren, um den alltäglichen Abbau durch allnächtlichen Aufbau auszugleichen. Darin wirken unbewusst geistige Gesetzmäßigkeiten in der Regeneration, Integration und Konsolidierung von Leib und Seele. Dadurch eröffnen sich uns immer wieder neue

Kräfte als Vorbereitung für den nächsten Tag und alle kommenden Ereignisse, um unser Leben sinnvoll bewältigen zu können. Dafür benötigen wir allerdings auch ein Selbstbewusstsein, um uns nicht an eine der drei Welten zu verlieren.

Selbstbewusstsein ist ein Zusammenwirken von Tag,- Traum- und Schlaf-Bewusstsein, von Außenwelt, Innenwelt und Geistwelt in rhythmischen Wechselwirkungen. Unser Selbstbewusstsein erleben wir wachbewusst nur am Tag, als Zentrum unseres Ich. Es wirkt für uns unterbewusst im Traumbewusstsein an der „Nacharbeitung" von Tageserlebnissen und der Festigung unseres „praktischen" Gedächtnisses. Im Schlaf wirkt es unbewusst in Aufbau (und bei Bedarf in Gesundung) sowohl unserer individuellen Körperlichkeit als auch in Bildung und Erweiterung unserer Erfahrungen und unserer Lernfähigkeiten fürs Leben.

Selbstbewusstsein ist in allen drei Bewusstseinsvariationen differenziert vorhanden.

11.
Ein Bewusstsein in drei Variationen

Wir haben *ein* Bewusstsein, das sich in drei Variationen zeigt, die in sich weiter untergliedert werden können (wie in den vorigen Kapiteln dargestellt). Jede dieser Bewusstseinsvariationen, ebenso wie deren Unterdifferenzierungen, können in Zusammenhang mit Erkrankungen pathologisch verändert sein. Die gesunden Bewusstseinsvarianten sind für ein gelingendes und selbstbestimmtes Leben von wesentlicher Bedeutung; krankheitsbedingte Bewusstseinsstörungen können das Leben erheblich erschweren und beeinträchtigen. Störungen des Wachbewusstseins, das an ein intaktes Gehirn gebunden ist, deuten deshalb immer auf eine organische Erkrankung des Zentralnervensystems hin.

Offensichtlich ist es so, dass wir die drei Bewusstseinszustände (Varianten) mit ihren spezifischen Qualitäten zu sehr verschiedenen Aufgaben unseres Lebens benötigen.

Im Wachbewusstsein sind wir weltoffen, voller Interesse und in der Lage, die Welt um uns und uns selbst wahrnehmen und einordnen zu können. Wir sehen, was da ist, wir erkennen, was es ist, und wir wissen, dass es unsere Erkenntnis ist.

Das ist im Schlafbewusstsein nicht der Fall: wir sehen nicht, ob etwas da ist und wir erkennen nichts. Wir haben keine Ahnung, von nichts.

Aber ist deshalb, weil wir nichts sehen und keine Ahnung davon haben auch nichts da?

Wenn wir das behaupten, so wäre das, als wenn wir in unserer Wohnung nachts die Vorhänge zuziehen und alle Lichtquellen auslöschen, so dass wir im Dunkeln sitzen und dann behaupten, unsere Wohnung sei leer geräumt, alle Möbel seien weg, weil sie nicht zu sehen sind. Eine solche Behauptung wäre naiv. Entsprechend scheint mir auch die Annahme, im Schlaf hätten wir kein Bewusstsein, der Schlaf sei „eine Bewusstseins-Lücke", eine vorschnelle und letztlich unhaltbare Behauptung. Schließlich legen wir uns jeden Abend Schlafen in dem sicheren Gefühl, am nächsten Morgen aufzuwachen und zu wissen wer und wo und in welcher Situation wir sind. Und jeden Morgen finden wir die Bestätigung. Es geht über Nacht aus unserem Bewusstsein nicht nur nichts verloren, wir können am Morgen lückenlos an den vorigen Tag anschließen. Und es geht in der anscheinend „bewusstlosen" Nacht nicht nur nichts verloren, sondern es werden vielmehr unsere Bewusstseinsinhalte vom Tag während des Schlafs im Gedächtnis befestigt, konsolidiert und in wichtig bzw. unwichtig geordnet, sodass wir am Tag mit *neuem* Bewusstsein mit unseren Erfahrungen umgehen können. Wir knüpfen jeden Morgen an den vorhergehenden Tag an, ohne im Bewusstsein eine Lücke zu haben, obwohl wir allnächtlich von ca. acht Stunden unseres Daseins tatsächlich nichts wissen. Es ist eine Wissens- und Erinnerungs-Lücke, aber keine Bewusstseins-Lücke, zumal wir die Erinnerungslücke durch unser Identitätserleben unbezweifelt überbrücken. Das Bewusstsein im Schlaf ist kein *Un-Bewusstsein,* sondern eben ein *Schlaf-Bewusstsein*, in dem wir *alles im Bewusstsein haben*, nur vorübergehend nicht wach genug sind, um es zu bemerken (weil, bildlich gesprochen, das Tageslicht fehlt). Gleichzeitig arbeitet unser Schlaf-Bewusstsein ohne unsere wachbewusste Kontrolle und Beobachtung an unseren Bewusstseinsinhalten aus den Tages-Erlebnissen und Erkenntnissen. All das wird in Schlaf und Traum verarbeitet und bearbeitet und in das Gedächtnis aufgenommen und zu unserer späteren wachbewussten Verfügung gestellt. Ohne Schlaf- und Traum-Bewusstsein hätten wir kein inhaltsreiches und erinnerungsfähiges Wachbewusstsein. Neben dieser für den Menschen wesentlichen nächtlichen Bewusstseinsarbeit finden noch weitere unbewusste organische Aufbauprozess statt, durch welche alle abbauenden Tätigkeiten während des Tages ausgeglichen werden. Ohne diese Tätigkeiten im Schlaf würden wir schnell unsere Regeneration, unsere Vitalität und nicht zuletzt unser Wachbewusstsein und unser Gedächtnis verlieren. Dass unser *unbewusstes Schlafbewusstsein* diese wesentlichen Funktionen in unserem Bewusstsein ausüben kann, ohne unsere geringste bewusste Kontrolle, ist wissenschaftlich unerklärlich. Wenn wir allerdings in Betracht ziehen, dass unser Schlafbewusstsein keine Lücke ist, sondern eine Fülle an nicht-sinnlichen, nichtphysischen Erfahrungen einer geistigen Welt ermöglicht, eben weil die physisch-sinnlichen Wahrnehmungen ausgeschaltet sind (und deshalb nicht ablenken können), so können wir anerkennen, dass unser Schlafbewusstsein ein größeres, umfassenderes Bewusstsein ist als unser Tagewachbewusstsein.

Denn es enthält nicht nur alles Erlebte vom Tag, sondern zusätzlich die *unbewussten*, nichtsinnlichen Wahrnehmungen aus der geistigen Welt, für die wir im Schlafzustand empfänglich sind, wenn keine Sinneseindrücke (und weniger Erinnerungen vom Tag als im Traumbewusstsein) ablenkend oder störend einwirken. Auf diese Weise kann es verständlich werden, dass im Schlaf die aufbauenden, ordnenden und zusammenfassenden Leistungen an Körper und Seele aus der geistigen Welt wirksam werden können, entsprechend einer höheren, geistigen Gestaltungs- und Ordnungskraft. Diese wirkt *direkt* in einem für die physische Welt unbewussten Bewusstseinszustand, während sie in dem für die Welt wachen Bewusstsein *indirekt* wirkt, in Form von Ahnungen, Gefühlen, Intuitionen und manchen „zufälligen" Ereignissen (alle dem Unterbewusstsein nahe), die dann von den Betreffenden erst als solche (indirekte geistige Wirkungen) erkannt und angenommen werden müssen. Die Ergebnisse zeigen sich unbewusst in allen aufbauenden, erholsamen, regenerierenden und heilenden körperlichen Vorgängen während des Schlafs, aber auch in den unbewussten Verarbeitungen, Klärungen und Bewältigungen von Tageserlebnissen, Problemen und ungeklärten Fragen, bei denen wir im Schlaf Fortschritte machen, wie uns dann am Tag sichtbar wird. Dies zeigt sich insbesondere bei wichtigen biografischen Entscheidungen, bei denen man oft sagt, man müsse *eine Nacht darüber schlafen*. Das ist offensichtlich eine allgemeine menschliche Erfahrung. Manchmal hört man auch noch die alte Redewendung: „Den Seinen gibt's der Herr im Schlaf". Aber es gehört immer noch dazu, dass man es auch bemerkt!

Das Traumbewusstsein fungiert vor allem für die nachträgliche Bearbeitung und Bewältigung von am Tag noch nicht ausreichend geklärten Erlebnissen.

Beide nächtlichen Bewusstseinsqualitäten, Traum- und Schlafbewusstsein, sind für ein welttaugliches und Orientierung gebendes Tageswachbewusstsein notwendig.

Wer nicht schläft, kann auch nicht wach sein. Das gilt genauso (für gesunde erwachsene Menschen) umgekehrt: wer am Tag nicht wach ist, kann auch nachts nicht schlafen. Beide Bewusstseins-Varianten ergänzen und bedingen sich wechselseitig. Das Tageswachbewusstsein ist das Bewusstsein für die sinnlich wahrnehmbare physische Welt. Um uns in dieser erkennend orientieren zu können, brauchen wir dieses Bewusstsein. Das Nachtbewusstsein im Schlaf ist ein geistiges Bewusstsein, in dem die physischen Dinge der irdischen Welt überstrahlt werden durch die (unbewusste) geistige Wahrnehmung. In der Dunkelheit der Nacht sehen wir zwar die Gegenstände in unserer Wohnung nicht mehr, aber wenn wir vor die Tür treten, so können wir die Sterne am Himmel sehen. Hätten wir auch bei Nacht im Schlaf ein waches Bewusstsein (was durch Bewusstseinsschulung erreicht werden kann), so würden wir, im Bild gesprochen, in der Nacht den Sternhimmel und die Sonne und die Gegenstände der Welt gleichzeitig sehen. Unvorbereitet wäre dies offensichtlich eine Überforderung, ein Zuviel an Wahrnehmungen. So scheint unser Schlaf auch eine *ökonomische* Einrichtung zu sein, um unser Tagesbewusstsein zu schonen und die geistige Welt in uns ungestört wirken zu lassen.

Benutzte und weiterführende Literatur

Jonathan Crary: 24/7 Schlaflos im Spätkapitalismus. Verlag Klaus Wagenbach Verlag: Berlin 2021.

Harald Dressing/Dieter Riemann: Diagnostik und Therapie von Schlafstörungen. Fischer Verlag: Stuttgart 1994.

Theresa Enzensberger: Schlafen. Hanser Verlag: Berlin 2024.

Volker Fintelmann: Schlaf und Schlafstörungen. Ein Problem unserer Zivilisation. Therapie und Prophylaxe. Meyer Verlag: Stuttgart 1999.

Kompendium Schlafmedizin für Ausbildung, Klinik und Praxis. Ecomed Medizin Verlag: Landsberg 2014.

Olaf Koob: Fülle der Nacht. Verlag Freies Geistesleben: Stuttgart 2010.

Stefan Leber: Der Schlaf und seine Bedeutung. Geisteswissenschaftliche Dimensionen des Un- und Überbewussten. Verlag Freies Geistesleben: Stuttgart 1996.

Der Merkurstab, Themenheft: Schlaf und Schlaflosigkeit. Heft 1/2017.

Wolfgang Mertens: Traum und Traumdeutung. Verlag C.H. Beck: München 1999.

Jean-Luc Nancy: Vom Schlaf. Diaphanes Verlag: Zürich-Berlin 2013.
Klaus Raschen: Der Schlaf. Eine pastoralmedizinische Studie. Verlag Urachhaus: Stuttgart 1987.
Bernd Saletu/ Susanne Altmann: Faszination Schlaf. Maudrich Verlag: Wien 2015.
Christian Scharfetter: Allgemeine Psychopathologie. Georg Thieme Verlag: Stuttgart, 8. Auflage 2016.
Rudolf Steiner: Anthroposophische Leitsätze, GA 26. Rudolf Steiner Verlag: Dornach 1972.
Rudolf Steiner: Die Offenbarungen des Karma, GA 120. Rudolf Steiner Verlag: Dornach 1976.
Rudolf Steiner: Die Theosophie des Rosenkreuzers (1907), GA 99. Rudolf Steiner Verlag: Dornach 1985.
Rudolf Steiner: Die okkulten Grundlagen der Bhagavad Gita (1913), GA 146. Rudolf Steiner Verlag: Dornach 1992.
Markus Treichler: Die Seele war von Anfang an dabei. Der umfassende Grundgedanke der Anthroposophischen Medizin. Info3 Verlag: Frankfurt/Main 2020
Markus Treichler: Intuitive Psychiatrie, Psychosomatik und Psychotherapie. Salumed Verlag: Berlin 2022.
Markus Treichler: Seelenbeben. Ein Handbuch zur Bewältigung seelischer Krisen. Salumed Verlag: Berlin 2024.
Rudolf Treichler: Schlafen und Wachen. Vom rhythmischen Leben des Ich. Verlag Freies Geistesleben: Stuttgart 1985.

Die Schlanke Reihe im Info3 Verlag

Besinnlich, anregend, prägnant

Johannes Kiersch

Von der Steinzeit bis zum Great Reset

Ein Anthroposoph versucht, sich nach Corona zurechtzufinden

Schlanke Reihe Band 1

78 Seiten, Klappenbroschur, € 9,90

ISBN 978-3-95779-148-1

Jahn Finkas

Kleines Pandemisches Glossar

Versuch einer Aufarbeitung

Schlanke Reihe Band 2

102 Seiten, Klappenbroschur € 9,90

ISBN 978-3-95779-162-7

Volker Fintelmann

Im Leben das Sterben üben

Anregungen zu einem bewussten Umgang mit dem Tod

Schlanke Reihe Band 3

72 Seiten, Klappenbroschur, € 9,90

ISBN 978-3-95779-166-5

Alma Wichmann-Erlen

Flieg, Emmy, flieg!

Kauderwelsch und Geistesgegenwart einer demenzerkrankten großen Seele

Schlanke Reihe Band 4

100 Seiten, Klappenbroschur, € 9,90

ISBN 978-3-95779-169-6

Info3-shop.de

Thomas Krämer

Raphael: Historische Person und ewige Individualität

Anmerkungen zum Rätsel einer biografischen Signatur

Schlanke Reihe Band 5

90 Seiten, Klappenbroschur, € 9,90

ISBN 978-3-95779-174-0

Volker Fintelmann

Vom Wesen der Lunge

Anschauungen eines Anthroposophischen Arztes

Schlanke Reihe Band 6

100 Seiten, Klappenbroschur, € 9,90

ISBN 978-3-95779-178-8

Volker Fintelmann

Vom Wesen des Herzens

Organ der Mitte, Wohnsitz der Seele

Schlanke Reihe Band 7

Klappenbroschur, 100 Seiten, € 10,90

ISBN 978-3-95779-187-0

Jens Heisterkamp

Karma neu denken

Wiederverkörperung und Schicksal
als Herausforderung für die Vernunft

Schlanke Reihe Band 8

102 Seiten, Klappenbroschur, € 10,90

ISBN 978-3-95779-191-7

Info3-shop.de

Volker Fintelmann
Vom Wesen der Leber
Organ des Selbst-Bewusstseins
Schlanke Reihe Band 9
96 Seiten, Klappenbroschur, € 10,90
ISBN 978-3-95779-197-9

Volker Fintelmann
Vom Wesen der Niere
und ihrer Beziehung zur Seele
Organ von Licht und Finsternis
Schlanke Reihe Band 10
96 Seiten, Klappenbroschur, € 10,90
ISBN 978-3-95779-215-0

Markus Treichler
Die unterschätzte Krankheit
Schlanke Reihe Band 11
46 Fragen und Antworten zum Thema Depression
96 Seiten, Klappenbroschur, € 10,90
ISBN 978-3-95779-217-4

Volker Fintelmann
Vom Wesen des Blutes
Ein ganz besonderer Saft
Schlanke Reihe Band 12
112 Seiten, Klappenbroschur, € 10,90
ISBN 978-3-95779-227-3

Info3-shop.de

INFO3 VERLAG

Kirchgartenstr. 1, 60439 Frankfurt
Tel. 069-58 46 47
E-Mail: vertrieb@info3.de
www.info3.de